Elimina la depresión
y evita el suicidio

Elimina la depresión y evita el suicidio

Mario Alberto Cañamar Volante

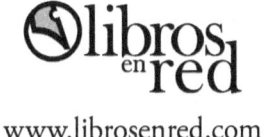

www.librosenred.com

Dirección General: Marcelo Perazolo
Diseño de cubierta: Federico Achler
Diagramación de interiores: Vanesa L. Rivera

Está prohibida la reproducción total o parcial de este libro, su tratamiento informático, la transmisión de cualquier forma o de cualquier medio, ya sea electrónico, mecánico, por fotocopia, registro u otros métodos, sin el permiso previo escrito de los titulares del Copyright.

Primera edición en español - Impresión bajo demanda

© LibrosEnRed, 2015
Una marca registrada de Amertown International S.A.

ISBN: 978-1-62915-179-3

Para encargar más copias de este libro o conocer otros libros de esta colección visite www.librosenred.com

Dedicatoria

A quienes siempre me han brindado su apoyo incondicional, psicóloga Lilia Maricela Iracheta Sánchez, psicólogo Mario Alberto Cañamar Iracheta, psicólogo Daniel Fernando Cañamar Iracheta, comunicólogo y actor José Ricardo Cañamar Iracheta y a mis nietos que tanto amo, Mario, Leonardo y Sofía.

A mis padres, quienes con sus enseñanzas y ejemplo han sido siempre una inspiración en mi vida, Luis Homero Cañamar y Ma. Del Socorro Volante.

Prefacio

El autor es médico naturista con especialidades y doctorado en psicología, acupuntura y medicina alternativa. Su inquietud natural lo ha llevado a incursionar como asesor en distintas industrias a la vez que funda el Instituto de Investigación Humana de Monterrey S.C. Es aquí donde se interesa en el estudio de la depresión, una de las enfermedades psicológicas más comunes en la población actual, al observar en su práctica profesional la incidencia de este mal y su relación con enfermedades fisiológicas.

En este libro el autor plasma su amplia experiencia sobre la depresión y después de analizar los distintos tipos de depresión, su presencia en hombres, mujeres, ancianos y aunque parezca difícil de creer en adolescentes y niños, describe los distintos tipos de tratamientos, desde las técnicas que requieren del apoyo de psiquiatras y psicoanalistas, el tratamiento con distintos medicamentos hasta el tratamiento con métodos alternativos como lo es la acupuntura, el uso de medicina natural, aromaterapia, etc.

Con la premisa de que no se puede separar el cuerpo de la mente, el autor propone una serie de consejos prácticos y sencillos para evitar la depresión, consejos que cualquier persona puede seguir para evitar o sobreponerse a la depresión. Así como para identificar señales de una persona deprimida o con tendencias suicidas.

En resumen este es un libro interesante que sirve como introducción a las personas interesadas en los temas de la depresión y el suicidio.

Dr. Antonio Hinojosa Martínez

Prólogo

La salud es un estado de equilibrio psicológico y fisiológico en todo individuo. Conservarla depende de un sinnúmero de factores que rodean a la persona desde su gestación hasta su edad madura. Estos factores provocan cambios durante todo el proceso de vida y son, según se ha determinado, la herencia, el medio ambiente, la alimentación; el medio educativo, social, cultural y laboral, etc.

La herencia es importante como posible causa de algunos de los trastornos de la conducta y de los sentimientos. De igual modo que los hijos se parecen a sus padres en aspectos físicos, también se parecen en cierto grado en su conducta mental, emocional y motora. Lo que seguramente queda de manifiesto al darnos cuenta de que por esta razón un conjunto de circunstancias que pudiera resultar traumático para una persona, puede que no afecte en absoluto a otra. Por otro lado, hemos encontrado predisposición a padecer desórdenes psicológicos en personas con una historia clínica familiar en la que dichas afecciones están presentes en varios de sus miembros.

Un ejemplo de cómo el medio ambiente afecta el desarrollo y la maduración psicológica y emocional de un individuo puede ilustrarse en el caso del lenguaje. Durante el segundo año de vida el niño comienza a formar palabras, posteriormente comienza a formar frases y aun después comienza a formar oraciones. La disposición para hablar es un fenómeno del desarrollo, aparece como parte del proceso de maduración, no es susceptible a las influencias medioambientales. Sin embargo, cuando el niño comienza a formar palabras, el vocabulario estará determinado por el proceso de aprendizaje; la clase de palabras, la extensión de su vocabulario, su nivel de razonamiento y formación de ideas dependerá del medio ambiente, es decir, de la influencia de sus padres, maestros, etc. Esto afectará sin lugar a dudas su inteligencia emocional.

El desarrollo psicoemocional y la maduración neuropsicológica también se verán influidos por la alimentación; una deficiente alimentación no proporciona los nutrientes necesarios para un buen desarrollo neurofisiológico y por lo tanto el desarrollo psicológico se ve afectado de igual manera.

En otras palabras, padres sanos, una buena dieta, hacer ejercicio habitualmente, evitar el estrés, fomentar las relaciones sanas, tener un lugar sano donde vivir, amar la actividad laboral y evitar hábitos nocivos, favorece el bienestar mental, físico y órgano funcional.

Es también importante precisar que los desequilibrios psicológicos conducen siempre a desequilibrios orgánicos y los desequilibrios orgánicos conducen a su vez a desequilibrios psicológicos, por lo que conservar la salud psicológica y órgano funcional dependerá siempre del buen estado general de salud del individuo. Asimismo, he de sostener que el tratamiento de un paciente deberá ser integral a fin de asegurar un rápido restablecimiento del estado de salud; es decir, al revisar y tratar a un paciente hay que considerar el realizar un tratamiento completo e incluyente, tomando en cuenta que cuerpo y mente forman una sola unidad o sistema.

En la actualidad la rapidez con la que se vive, la contaminación, el deterioro de los valores, los malos hábitos alimenticios, entre otras muchas cosas, propician un ambiente adecuado para que las personas sean más propensas a sufrir enfermedades psicológicas y orgánicas.

En este libro hablaremos de una de las enfermedades que en los últimos años se ha convertido en un grave problema de salud mundial, es por lo tanto nuestra preocupación abordar y difundir en forma sencilla información que proporcione una ayuda para la prevención y el tratamiento de la depresión y el suicidio. Asimismo pretendemos dar a conocer las diversas opciones de tratamiento disponibles y en lo posible orientar a los padres de familia, los jóvenes, maestros y personal de la salud.

Por estudios estadísticos a nivel mundial la depresión y el suicidio en el presente ocupan un lugar realmente importante entre las causas de incapacidad y muerte, y sabemos que en un futuro inmediato, la depresión se convertirá en el segundo motivo de incapacidad a nivel mundial.

Debiera de existir un programa preventivo del desarrollo psicológico sano que incluya visitas periódicas de los niños al psicólogo, a fin de que éste realice una evaluación del desarrollo neuropsicológico, psicomotriz, intelectual y emocional para determinar si el desarrollo psicológico del niño va de acuerdo con su edad cronológica, con el propósito de identificar de modo oportuno cualquier anomalía y atenderla en forma inmediata; al igual que prevenir posibles desviaciones o retrasos en su desarrollo evolutivo normal. Esto debe hacerse de manera similar al programa que en la actualidad se recomienda de valuación del niño sano por parte de los pediatras.

Médicos familiares, pediatras y ginecólogos, entre otros especialistas, deben instar a las familias sobre la visita periódica de los niños al psicólogo a fin de asegurar el buen desarrollo neurológico, emocional intelectual, conductual y psicomotriz de los niños. Con seguridad debemos insistir en un carnet de visitas obligatorias por lo menos con una periodicidad de cada 3 años para la evaluación psicológica periódica, similar a la cartilla de vacunación, y así asegurar en lo posible la salud emocional de todas las personas. Esto redundará, sin duda, en sociedades más sanas.

Por otro lado, las presiones de nuestra sociedad, los antihéroes, los antivalores y sin lugar a dudas el amarillismo de los medios masivos de comunicación, están creando un ambiente poco propicio para la salud emocional.

La ausencia de los padres debido a la necesidad de trabajar con el fin de aspirar a una condición económica aparentemente mejor, o como sucede en algunos casos, la necesidad de la mujer actual de tener una vida profesional o laboral, puede conllevar a la disociación familiar. Es posible que esto propicie en niños, adolescentes y adultos sentimientos de abandono, soledad y minusvalía que con el tiempo inducen al individuo a un estado emocional con tendencia depresiva.

El suicida pretende llamar y recibir atención y los medios masivos de comunicación al presentar los casos de intento de suicidio propician en forma indirecta el aumento de la incidencia de esos intentos. Asimismo, los medios, al mencionar los métodos de suicidio, los promueven y otras personas pueden terminar utilizándolos.

Es de esperarse que en el futuro en las sociedades consumistas y competitivas la depresión y el suicidio sean cada vez más frecuentes y se conviertan en prioridades en materia de salud.

Con frecuencia el deseo de hacerse daño y la depresión pasan desapercibidos; los familiares y amigos deben estar atentos a cualquier síntoma que sugiera la posibilidad de este tipo de padecimientos, a fin de dar tratamiento lo antes posible a la persona, considerando que se puede evitar el sufrimiento que estos estados psicológicos producen e inclusive salvar la vida de alguien estimado por nosotros.

Introducción

> *"La tarea del hombre es ser consciente de lo que brota del inconsciente. Hasta donde se sabe el único propósito de la existencia humana es encender una luz en las tinieblas del ser."*
>
> Carl Jung

La mayoría de las personas emplea el término depresión como sinónimo de tristeza. Desde el punto de vista psicológico y psiquiátrico, la depresión se refiere tanto como síntoma o como un grupo de enfermedades que tienen ciertos rasgos en común.

La tristeza es un estado de ánimo, de aflicción o pesadumbre, que sucede normalmente ante la simple frustración de un proyecto, por una desilusión, un problema laboral, problemas en alguna relación o por una situación de duelo por la pérdida de un ser querido que, por lo general transcurrido un lapso determinado, la persona supera y continúa su vida con total normalidad.

Frente a la misma situación algunas personas, en cambio, reaccionan con una depresión persistente que incluso los lleva al deseo de autoeliminación. Estas personas reaccionan con una enfermedad depresiva que además del humor triste, tendrán desde una inhibición hasta una agitación psicomotriz, sentimientos de autorreproche que a veces puede acompañarse de síntomas somáticos como las cefaleas y los problemas digestivos, etc.

Lo anterior nos lleva a considerar que un trastorno del estado de ánimo influye en las enfermedades orgánicas.

La medicina, la psicofisiología, la psicología de la salud, se han encargado de investigar los complejos mecanismos que intervienen en la persona cuando por diversas circunstancias entra en una situación de crisis emocional o psicológica y posteriormente presenta una afección orgánica y funcional concomitante. Según se ha definido, esto sucede porque el binomio mente-cuerpo es una estructura simplista que pareciera inferir que la mente funciona en forma independiente del cuerpo; sin embargo, debemos estar conscientes y llegar al entendimiento de que el ser humano no sólo es mente y cuerpo, es más bien una unidad o sistema, integrado y funcional.

Los estados emocionales no sólo cumplen el rol de factor precipitante o causantes de las enfermedades orgánicas, sino que además son responsables del desarrollo, agravamiento y cronificación de las mismas.

Y cuando las enfermedades se vuelven crónicas, los estados emocionales afectan aún más la salud, por inducción de hábitos de conducta poco saludables como: el insomnio, la ingesta de alcohol, el consumo de tabaco y drogas, el abuso de medicamentos, la dieta inapropiada y el sedentarismo, etc.

Por lo tanto, al prevenir la depresión, se previenen o mejoran, de manera indirecta, otra serie de perturbaciones órgano funcionales y se puede prevenir el acto suicida.

La depresión y el suicidio como problema

La depresión y el suicidio actualmente causan mucho sufrimiento a millones de personas en todo el mundo; el consumo de fármacos va en aumento, algunos de éstos inclusive mal prescritos, sin olvidar los efectos colaterales o secundarios, algunos incluso más nocivos que la condición mental en sí misma.

Sin duda existe una subestimación de la verdadera incidencia del problema, considerando que las estadísticas de la depresión y el suicidio se realizan principalmente con base en los casos reportados a las instituciones y en relación con los certificados de defunción.

En los próximos quince años "la depresión llegará a ser la enfermedad líder en las ciudades desarrolladas y la segunda más importante en el mundo". Se calcula que 340 millones de personas en el mundo son en la actualidad víctimas de esta enfermedad. La depresión seguramente afectará al 10% de la población general en algún momento de su vida, por lo que se le puede considerar el más común de los desórdenes mentales.

Por otra parte, es importante tomar en cuenta que las tasas de depresión y suicidio son mayores en las áreas urbanas que en las rurales.

En la población general la prevalencia de la depresión es del 15% y en el caso de las mujeres se eleva a un alarmante 25%. Y de acuerdo con un informe reciente de la OMS, este trastorno que hoy día ocupa entre las diez primeras causas de discapacidad y muerte un importante 5º lugar, pasará, tomando en cuenta el ritmo de incremento en la incidencia de la enfermedad, del 5º al 2º lugar para el año 2020.

Quisiera hacer notar que desafortunadamente consulta sólo un 50% de los casos y recibe el tratamiento adecuado únicamente un 10% de los que consultan. La mayor parte de quienes la padecen no consulta a tiempo, debido a la gran dificultad de las personas para aceptar que tienen un problema de salud emocional, considerando la imagen social que esto implica.

Es importante mencionar que la depresión afecta preponderantemente a las personas que carecen de vínculos interpersonales de importancia.

A nivel mundial, en el caso del suicidio, las cifras de autolesiones se estiman entre el 3 y el 5% de la población mayor de 16 años, incluidos los suicidios consumados. Es importante considerar que del 15 al 30% de las personas que se autolesiona, repetirá la conducta antes del año, y que aproximadamente el 2% de dichas personas se suicidará entre los 5 y 10 años posteriores a la tentativa.

El suicidio es la causa del 30% de las muertes entre los estudiantes universitarios y del 10 por ciento de las muertes en personas entre 25 y 34 años. Los intentos de suicidio son más frecuentes antes de llegar a la mediana edad. Por otra parte, más del 70 por ciento de las personas que se suicidan son mayores de 40 años

Aunque las mujeres intentan suicidarse con una frecuencia tres veces mayor que los hombres, los hombres consuman el suicidio en una proporción cuatro veces mayor que las mujeres.

El problema es realmente alarmante ya que según la OMS, el suicidio sería la décima causa de muerte en los países civilizados. Sin duda alguna habrá que hacer algo al respecto y establecer programas de prevención y tratamientos más efectivos.

Diariamente se producen en el mundo de 8,000 a 10,000 intentos de suicidio, de los que 1,000 lo consiguen.

Entre los principales factores de riesgo personal y demográfico para la depresión y el suicidio se encuentran: los antecedentes familiares de depresión y suicidio, los factores sanitarios (enfermedades terminales), los factores sociales (estado civil, pérdidas o fracasos), la edad (adolescentes y ancianos), los trastornos psiquiátricos (depresión, trastornos de personalidad, adicciones, abuso de drogas) y una historia de intentos y amenazas.

Depresión y tristeza

La mayoría de las personas usa el término depresión para expresar que se siente triste. Sin embargo, como ya se mencionó anteriormente, esto no es así; ya que existe en realidad una gran diferencia entre los dos términos, debiendo definir la tristeza como un estado emocional de aflicción o pesadumbre normal y transitoria. Por el contrario la depresión se define como un estado emocional patológico caracterizado por sentimientos exagerados de melancolía, tristeza, abatimiento; con disminución de la autoestima, vacío y desesperanza que pueden no responder a una causa real explicable o como respuesta exagerada a una situación real.

Una persona puede sentir tristeza ante situaciones tan simples como por ejemplo no acudir a una cita importante, el regaño de un familiar o un jefe en el trabajo o la pérdida de algún objeto de valor sentimental, etc. Por otro lado, en ocasiones el desgano físico por cansancio debido a trabajo excesivo, desvelos, preocupaciones o estrés es definido por las personas al conversar como depresión o tristeza, expresándolo de esa forma a sus amigos o familiares, utilizando los términos depresión y tristeza como sinónimo de desgano o apatía, inclusive expresándolo en muchas ocasiones con modismos como *dawn* o *depre*.

La tristeza puede desencadenarse cuando las cosas en nuestra vida no son lo que deseamos o nos damos cuenta de que nuestra vida o nuestra situación no están mejorando y sí decayendo. Estancarnos o darnos cuenta de que no avanzamos en nuestros proyectos personales nos puede llevar a sentirnos tristes.

Por otra parte, se considera tristeza también el estado de ánimo transitorio que suele presentarse ante situaciones de mayor trascendencia como la pérdida de un ser querido, enfatizando que dicho duelo será transitorio, ya que al prolongarse y al acentuarse los síntomas se constituiría en un estado depresivo propiamente dicho.

El estado depresivo es entonces un estado persistente que provocará inhibición importante, irritabilidad persistente, excesivo sentimiento de culpa, baja autoestima, dificultad para experimentar placer; trastornos del sueño, del comer y del beber, y con seguridad cursará con agitación psicomotriz e importantes sentimientos de autodestrucción y síntomas somáticos.

Es importante señalar que el estado depresivo limita la actividad de la persona incapacitándola en forma parcial o total para cumplir con sus actividades de manera normal.

En estos estados es importante hacer notar que los familiares y amigos no podrán hacer mucho por sí solos, será pues necesario instar a la persona a acudir con un especialista para que reciba la atención oportuna y adecuada.

Pero hay esperanza. La depresión es una condición médica que por regla general puede ser tratada. Un psicólogo o un médico pueden prescribir terapia o una combinación de tratamientos.

La depresión y las enfermedades clínicas

La depresión es una "emoción negativa", de hecho es un factor de riesgo de muchas enfermedades somáticas, ya sea como factor desencadenante de las mismas o como un acelerador del agravamiento de éstas.

Los estados emocionales alterados, dado que inducen a un desgaste fisiológico que lleva a la persona a un ciclo muy nocivo que viaja del daño fisiológico al daño psicológico y en sentido contrario provocando, como mencionamos anteriormente, no sólo la aparición de trastornos órgano funcionales sino que agravando también la enfermedad psicológica.

Y cuando las enfermedades depresivas se cronifican, los estados emocionales afectan aún más la salud a través de un incremento importante en hábitos y conductas nocivas como un aumento en el fumar, modificaciones serias en la ingesta de alimentos; ya sea aumentando dicha ingesta o disminuyéndola a un grado tal que afecta el estado de salud general o por otro lado puede inducir al uso de drogas y al abuso de medicamentos, lo que puede resultar aún más nocivo para la salud y que sin duda alguna propicia la aparición de enfermedades orgánicas concomitantes y el posible agravamiento de la enfermedad afectiva.

Por ello es posible sostener en forma categórica que al prevenir la depresión, se previenen o mejoran, de manera indirecta, otra serie de perturbaciones como:

- El accidente cerebro-vascular (ACV)
- La enfermedad de Parkinson
- El infarto de miocardio
- La migraña
- Los trastornos digestivos
- El colon irritable
- Las enfermedades inmunológicas
- Cáncer
- Otros

Es también importante mencionar que algunas enfermedades somáticas pueden, por su importancia y gravedad, inducir estados depresivos, lo que es más frecuente en personas mayores de 60 años y pacientes desahuciados.

La Pluricausalidad

Las causas de la depresión son muy variadas y como ya mencionamos anteriormente, incluyen factores como la herencia o predisposición genética, la vulnerabilidad biológica, el entorno sociofamiliar y una historia personal y de sucesos vitales que se combinaran para propiciar la aparición del desequilibrio psicofuncional.

El peso de los factores genéticos se infiere a través del estudio de la incidencia de estos trastornos que, en pacientes con antecedentes heredo familiares de trastornos depresivos, la incidencia es de 2 a 3 veces mayor que en el resto de la población. En algunas familias la depresión se presenta generación tras generación. Sin embargo, la depresión también puede afectar a personas que no tienen una historia familiar de depresión. Sea hereditario o no, el trastorno depresivo está a menudo asociado con cambios en las estructuras o funciones cerebrales.

Los factores biológicos como la serotonina, un neurotrasmisor relacionado con la patofisiología de los trastornos depresivos y alteraciones en algunas respuestas neuroendocrinas, constituirían el substrato orgánico necesario, pero no suficiente, para justificar la aparición de la depresión.

En los últimos años, la investigación científica ha demostrado que algunas enfermedades físicas pueden acarrear problemas mentales. Enfermedades tales como los accidentes cerebro-vasculares, los padecimientos incapacitantes, los ataques del corazón, el cáncer, la enfermedad de Parkinson y los trastornos hormonales, pueden llevar a la persona a una enfermedad depresiva. La persona enferma y deprimida se siente apática y sin deseos de atender a sus propias necesidades físicas, lo cual prolonga y en ocasiones imposibilita el periodo de recuperación.

Los factores psicosociales influyen no sólo como desencadenantes, tanto en edades tempranas como en la vida adulta, la pérdida de un ser querido a temprana edad ya sea por separación o muerte; asimismo en la vida adulta la pérdida de un hijo o una esposa puede generar en el individuo el deseo de morir; la actividad ocupacional en el infante, las presiones o desajustes sociales escolares y en el adulto la pérdida del empleo. En general las pérdidas, las situaciones dolorosas, pueden generar o propiciar en cualquier etapa de la vida un estado depresivo con la posible evolución hacia el suicidio como falsa solución al estado emotivo deteriorado del individuo.

Las personas con poca autoestima se perciben a sí mismas y perciben al mundo en forma pesimista. Las personas con poca autoestima y que se abruman fácilmente por el estrés están predispuestas a la depresión. No se sabe con certeza si esto representa una predisposición psicológica o una etapa temprana de la enfermedad.

Tipos de depresión

Existen varios tipos de trastornos depresivos, cada uno con síntomas distintivos y características que varían en grado y severidad. Los desórdenes del estado de ánimo se dividen en dos categorías: unipolar y bipolar. En este libro se describen brevemente.

Trastorno distímico

El concepto fue introducido por la Asociación Norteamericana de Psiquiatría en 1980, con el fin de clasificar una sintomatología afectiva de bajo grado que se presenta con mucha frecuencia en la población y no obstante gran parte de quienes lo padecen no es tratada, debido a que el grado de los síntomas es bajo, circunstancia que implica que se trata de un trastorno depresivo leve y crónico.

La distimia suele no diagnosticarse debido a que las personas piensan que es un problema de actitud o que es parte de su personalidad; con frecuencia no acuden a consulta hasta que por algún motivo el problema se acentúa.

Estas personas mantienen una vida laboral social con deficiencia pero funcional, motivo por el cual, como ya hemos dicho, no suelen consultar, convirtiéndose sin duda en un problema crónico que en un momento determinado se puede agravar.

La distimia se caracteriza por un estado de ánimo crónicamente depresivo (tristeza y desánimo) la mayor parte del día, durante un lapso mínimo de 2 años, en el cual se presentan dos o más de los siguientes síntomas:

- Poco apetito o voracidad.
- Insomnio o hipersomnia.
- Poca energía o fatiga.
- Baja autoestima.
- Dificultades para concentrarse o para tomar decisiones.
- Sentimientos de desesperanza.

Considerando que el 70-80% de los casos comienza en forma temprana durante la infancia o la adolescencia de manera insidiosa, por lo que la persona siente que "siempre fue así" y que esa es su "forma de ser", situación que desgraciadamente el entorno familiar confirma con frecuencia, motivo por el cual la persona no consulta. Y por ende no se trata.

Otras características descriptivas y trastornos mentales asociados son:

- Sentimientos de incompetencia.
- Pérdida generalizada del interés o del placer, anhedonia.
- Aislamiento social.
- Sentimientos de culpa o tristeza referidos al pasado.
- Sentimientos de irritabilidad o ira excesiva.
- Descenso de la actividad, la eficiencia o productividad.

Con menor frecuencia pueden aparecer síntomas vegetativos:

- Trastorno del sueño
- Trastorno del apetito
- Síntomas psicomotores (lentitud).

Si bien con frecuencia puede estar asociada a otros trastornos (depresión breve recurrente y episodio depresivo mayor), la distimia pura se presenta en el 12% de los casos.

Hay días o semanas en que el paciente puede estar bien, como excepción hasta 2 meses; pero casi siempre está cansado, deprimido, meditabundo, irritable, duerme mal y se siente incapaz para emprender nuevas actividades.

A pesar de todo, puede hacer frente a las cosas básicas de la vida cotidiana pero no encuentra placer en lo que hace.

Dado que puede complicarse con un episodio depresivo mayor, tiene riesgo de suicidio; sobre todo porque al no tratarse, el paciente incurre en reiterados fracasos que van cercenando su autoestima, paulatinamente.

Cuando hay un trastorno distímico, existe un riesgo de complicarse con un trastorno depresivo mayor, con un riesgo de suicidio de un 10%, de no proporcionar un tratamiento adecuado y a tiempo.

Lo importante es no resignarse a llevar una vida sombría, evitar la cronificación y hacer un diagnóstico precoz. Si se trata de niños o adolescentes, la responsabilidad de la consulta recaerá en los padres o docentes, advertidos sobre la forma de presentación y en los adultos será el entorno familiar el que sugiera la consulta temprana.

Ciclotimia

La ciclotimia se describe como una enfermedad moderada de tipo bipolar que se caracteriza por presentar periodos de hipomanía ligera que se presenta en forma alterna o mezclada con síntomas leves de depresión.

Según Hagop Akiskal y sus colegas en la revista Psychiatric Clinics of North America (vol. 2, 1978), las personas ciclotímicas suelen presentar sintomatologías alternas:

- Incremento del sueño vs. decremento de la necesidad de dormir.
- Retraimiento vs. sociabilidad.
- Taciturnidad vs. locuacidad.
- Llanto inexplicable vs. risa y bromas constantes.
- Letargo o falta de motivación vs. mayor energía y productividad.
- Embotamiento del proceso de pensamiento vs. claridad de pensamiento o creatividad.
- Sensación de vulnerabilidad y disminución de la confianza personal vs. arrogancia y confianza excesiva.
- Preocupación vs. despreocupación.

Es frecuente que el trastorno ciclotímico se confunda con una personalidad inestable e impredecible. Las personas ciclotímicas suelen padecer dificultad para mantener el interés y concluir actividades y planes; a menudo cambian de intereses y suelen aburrirse, por lo que es frecuente que la persona ciclotímica cambie de trabajo o profesión, su desempeño laboral tiende a ser discontinuo. Por otro lado, sus relaciones interpersonales son tormentosas, por lo que suelen tener sucesivos rompimientos y varios matrimonios. La persona ciclotímica presenta abuso de alcohol y drogas.

Es importante hacer notar que aproximadamente la mitad de quienes padecen ciclotimia puede desarrollar un trastorno bipolar, por ello el diagnóstico temprano y una atención oportuna del problema son de suma importancia.

Trastorno depresivo

En forma general el trastorno depresivo se caracteriza por presentar episodios depresivos típicos; el enfermo que los padece sufre de un humor depresivo, además de una pérdida de la capacidad de interesarse y disfrutar de las cosas. Presenta una disminución de su vitalidad que lleva a una reducción de su nivel de actividad: es claro que no desea hacer nada y que está adinámico y muestra un cansancio exagerado que suele aparecer incluso tras un esfuerzo mínimo; es decir, que cualquier tarea por pequeña que sea, resulta agobiante. También son manifestaciones de los episodios depresivos:

- La disminución de la atención y concentración.
- La pérdida de la confianza en sí mismo y sentimientos de inferioridad.
- Las ideas de culpa y de ser inútil (incluso en los episodios leves).
- Una perspectiva sombría del futuro.
- Los pensamientos y actos suicidas o de autoagresiones.
- Los trastornos del sueño.
- La pérdida del apetito.

La depresión del estado de ánimo varía escasamente de un día para otro y no suele responder a cambios ambientales, aunque puede presentar variaciones circadianas características. La presentación clínica puede ser distinta en cada episodio y en cada individuo. Las formas atípicas son particularmente frecuentes en la adolescencia. En algunos casos la ansiedad, el malestar y la agitación psicomotriz pueden predominar sobre la depresión. La alteración del estado de ánimo puede estar enmascarada por otros síntomas, tales como irritabilidad, consumo excesivo de alcohol, comportamiento histriónico, exacerbación de fobias o síntomas obsesivos preexistentes o por preocupaciones hipocondriacas. Para el diagnóstico de episodio depresivo de cualquiera de los tres niveles de gravedad habitualmente se requiere una duración de al menos dos semanas, aunque períodos más cortos pueden ser aceptados si los síntomas son excepcionalmente graves o de comienzo brusco.

Algunos de los síntomas anteriores pueden ser muy destacados y adquirir un significado clínico especial. Los ejemplos más típicos de estos síntomas "somáticos" son: pérdida del interés o de la capacidad de disfrutar de actividades que anteriormente eran placenteras. Pérdida de reactividad emocional a acontecimientos y circunstancias ambientales placenteras, despertarse por la mañana dos o más horas antes de lo habitual, empeoramiento matutino del humor depresivo, presencia objetiva de inhibición o agitación psicomotrices claras (observadas o referidas por terceras personas), pérdida marcada de apetito, pérdida de peso y pérdida marcada de la libido. Este síndrome somático con frecuencia no se considera presente al menos que cuatro o más de las anteriores características estén en definitiva presentes.

Ahora podemos entender el concepto de trastorno depresivo pero lo que tal vez todavía no quede claro es que no todas las depresiones son iguales ya que existen varios tipos de depresión, cada uno con sus propias características y síntomas distintivos. A continuación describiremos los desórdenes más comunes.

Depresión leve

La persona presenta un ánimo depresivo, la pérdida de interés y de la capacidad de disfrutar, así como un aumento en la fatigabilidad, lo que podríamos considerar como los síntomas más típicos de la depresión leve, y al menos dos de estos tres deben estar presentes para efectuar un diagnóstico definitivo; además de al menos dos del resto de los síntomas enumerados con anterioridad en trastorno depresivo. Es importante que consideremos que ninguno de los síntomas debe estar presente en un grado intenso. El episodio depresivo debe durar al menos dos semanas.

La persona que padece un episodio depresivo leve suele encontrarse afectada por los síntomas y tiene alguna dificultad para llevar a cabo su actividad laboral y social, aunque es probable que no las deje por completo.

Depresión moderada

Deben estar presentes al menos dos de los tres síntomas más típicos descritos para la depresión leve, así como al menos tres (y de preferencia cuatro) de los demás síntomas descritos cuando hablamos de trastorno depresivo. Es probable que varios de los síntomas se presenten en grado intenso, aunque esto no es esencial si por el otro lado son muchos los síntomas presentes. Lo anterior representa uno de los motivos por los que las personas con depresión moderada suelen más frecuentemente acudir a consulta. El episodio depresivo debe durar al menos dos semanas.

Una persona con un episodio depresivo moderado suele tener grandes dificultades para continuar desarrollando su actividad social, laboral o doméstica, lo que es indicativo para el diagnóstico diferencial.

Depresión grave

A diferencia de los anteriores tipos de depresión descritos, durante un episodio depresivo grave, el enfermo suele presentar una considerable angustia o agitación, a menos que la inhibición sea una característica marcada. Es probable que la pérdida de estimación de sí mismo, los sentimientos de inutilidad o de culpa sean importantes, y sin duda el riesgo de suicidio es mucho mayor en los casos particularmente graves. Debemos presuponer que los síntomas somáticos están presentes casi siempre durante un episodio depresivo grave.

En la depresión grave deben estar presentes los tres síntomas típicos del episodio depresivo leve y moderado, y además por lo menos cuatro de los demás síntomas descritos en trastorno depresivo, los cuales deben ser de intensidad grave. Sin embargo, si están presentes síntomas importantes como la agitación o la inhibición psicomotrices, la persona puede estar poco dispuesta o ser incapaz de describir muchos síntomas con detalle. En estos casos está justificada una evaluación global de la gravedad del episodio. El episodio depresivo debe durar normalmente al menos dos semanas, pero si los síntomas son particularmente graves y de inicio muy rápido, puede estar justificado hacer el diagnóstico con una duración menor de dos semanas.

Durante un episodio depresivo grave no es probable que la persona sea capaz de continuar con su actividad laboral, social o doméstica más allá de un grado extremadamente limitado, lo que en estos casos hace casi imposible para la persona llevar una vida normal y si por el contrario, su calidad de vida está muy deteriorada.

Algunos pacientes con trastorno depresivo mayor exhiben características adicionales a las expuestas previamente, lo que les confiere una respuesta distinta al tratamiento y por lo tanto un pronóstico diferente.

Trastorno depresivo mayor con características melancólicas

Para el diagnóstico de trastorno depresivo mayor con características melancólicas, deben estar presentes los síntomas establecidos para el trastorno depresivo mayor y una acentuada pérdida de la capacidad de gozar de todas o casi todas las actividades.

Los síntomas que caracterizan a este subtipo de depresión mayor son: empeoramiento matutino, insomnio temprano (al menos 2 horas antes de lo usual), marcado retardo o agitación psicomotora, anorexia, pérdida de energía significativa o disminución de peso en más del 5% del peso corporal en 1 mes y excesiva o inapropiada culpa.

Trastorno depresivo mayor con características catatónicas

Los trastornos afectivos mayores son probablemente la causa más común de catatonía aguda. Los pacientes que padecen depresión catatónica presentan signos como una incapacidad para hablar o quizá una repetición mecánica persistente e inadecuada de acciones, posturas o patrones de lenguaje sin variación en las ideas o procesos de pensamiento; adoptan posturas extrañas, presentan bajo nivel de conciencia con rigidez postural, obediencia automática, oposición, resistencia; rechazo a la cooperación, con tendencia a actuar en línea opuesta; repiten las palabras en forma automática y carente de sentido. También pueden repetir los movimientos en forma automática y sin sentido o presentar un estado de letargia y falta de respuesta, es decir, la persona se desconecta de su entorno.

Los síntomas catatónicos se mezclan con las condiciones maníacas y melancólicas, en algunos casos a tal grado que los síntomas catatónicos dominan el cuadro clínico y uno puede hablar de "catatonía maníaca o melancólica".

Trastorno depresivo mayor con características atípicas

Se caracteriza por la presencia de síntomas atípicos; es decir, síntomas opuestos a los descritos con anterioridad y que no son usualmente encontrados en la mayoría de los pacientes con trastorno depresivo mayor.

Las personas que lo padecen con frecuencia presentan dificultad para conciliar el sueño y en lugar de no poder dormir, duermen mucho y les cuesta trabajo levantarse de la cama; en lugar de perder el apetito, éste se incrementa provocando aumento de peso, se sienten fatigados y aletargados con pesadez y desgano, son muy sensibles al rechazo e irritables. Las personas con depresión atípica presentan también ansiedad y fobias. Una característica importante es la llamada reactividad afectiva, estas personas se sentirán mejor cuando les sucedan cosas buenas, principalmente si reciben amor y atención; en contraste con la persona depresiva característica que no se siente mejor aun y cuando le sucedan cosas buenas.

El trastorno depresivo mayor con características atípicas se presenta con más frecuencia en mujeres; las personas que lo padecen presentan una edad de inicio del cuadro más temprana, con episodios caracterizados por su corta duración, mayor recurrencia, más angustia asociada y más retardo psicomotor. Se asocia con más frecuencia a abuso o dependencia de sustancias psicoactivas y trastornos por somatización en comparación con la depresión mayor sin rasgos atípicos. También se asocia a trastornos de personalidad evitativa, pasivo-agresiva y obseso-compulsiva, a trastornos de ansiedad como la fobia social y al trastorno bipolar.

Depresión breve recurrente

Algunos especialistas han encontrado que ciertas personas sufren de una depresión pseudounipolar en la que los individuos que la padecen no presentan hipomanía y sí presentan ciertas características que se observan con mayor frecuencia en pacientes con enfermedad bipolar. La depresión breve recurrente se presenta como "una serie de transiciones ininterrumpidas de melancolía en la cual el curso es indefinido con fluctuaciones y remisiones irregulares. Se caracteriza por la presentación de episodios de depresión mayor, de 2 días a dos semanas de duración, una vez por mes en los últimos 12 meses (en el 50% de los casos los episodios recurren cada 2 semanas y el intervalo es irregular) y no asociados con los ciclos menstruales ni a antecedentes de episodios depresivos mayores, ni a criterios para trastorno distímico. Cuando se asocia a depresión mayor se denomina Depresión combinada. Los pacientes pueden presentar trastorno de personalidad o abuso de sustancias psicoactivas.

La depresión breve recurrente aparece a edad temprana, episodios numerosos de depresión, síntomas atípicos como aumento del apetito, sueño y apatía; antecedentes de familiares con síntomas de hipomanía o una manifiesta enfermedad bipolar.

Depresión psicótica

La persona con depresión grave puede enfermar tanto que llegue a perder contacto con la realidad. Es posible que desarrolle ideas delirantes, alucinaciones o estupor depresivo y creencias falsas; por ejemplo puede incluir temas de pecado, de ruina o de catástrofes inminentes de las que el enfermo se siente responsable; escuchar voces que le dicen que merece morir, ver personas o animales inexistentes, así como la creencia de que su cuerpo se está pudriendo por dentro. La inhibición psicomotriz grave puede progresar hasta el estupor. Las alucinaciones o ideas delirantes pueden especificarse como congruentes o incongruentes con el estado de ánimo. Las manifestaciones psicóticas pueden ser tan sutiles en algunas ocasiones que no se detectan fácilmente si no se realiza un buen interrogatorio.

Las personas que sufren una depresión psicótica tienen un mayor riesgo de recurrir al suicidio y en ocasiones se les diagnostica erróneamente, lo que aumenta el riesgo de recibir un tratamiento inapropiado y permitir el agravamiento de la enfermedad.

Trastorno anímico de patrón estacional

En algunas personas se presenta, según se ha estudiado, un trastorno depresivo que se caracteriza por episodios depresivos relacionados con diferentes estaciones del año. El más frecuente se presenta durante el invierno en octubre o noviembre y remite durante los meses de marzo o abril con metabolismo anormal de la melatonina por poca exposición solar y con ausencia de estresores sociales y psicológicos, por lo general en personas entre los veinte y treinta años.

Este tipo de desorden es más habitual en personas que viven en latitudes elevadas (los polos). Presentan un estado de ánimo deprimido, con síntomas atípicos; son apáticos, suelen dormir y comer en demasía (especialmente carbohidratos y dulces) y suben de peso con facilidad y es común que presenten pensamientos suicidas.

Son frecuentes los antecedentes familiares de alcoholismo y depresión mayor. Pueden presentarse también como parte de un trastorno bipolar II, más que bipolar I.

La mayoría de estos pacientes responde a un tratamiento consistente en terapia lumínica.

Trastorno bipolar

El trastorno bipolar se caracteriza por la presencia de episodios reiterados (es decir, al menos dos) en los que el estado de ánimo y los niveles de actividad del enfermo están profundamente alterados, de forma que en ocasiones la alteración consiste en una exaltación del estado de ánimo y un aumento de la vitalidad y del nivel de actividad (manía o hipomanía) y en otras, en una disminución del estado de ánimo y un descenso de la vitalidad y de la actividad (depresión). Lo característico es que se produzca una recuperación completa entre los episodios aislados. A diferencia de otros trastornos del humor (afectivos), la incidencia en ambos sexos es aproximadamente la misma, dado que los enfermos que sufren sólo episodios repetidos de manía son relativamente escasos y de características muy parecidas (antecedentes familiares, personalidad premórbida, edad de comienzo y pronóstico a largo plazo) al resto de los enfermos que tiene al menos episodios ocasionales de depresión. Estos enfermos se clasifican como otro trastorno bipolar.

Los episodios de manía comienzan normalmente de manera brusca y se prolongan durante un período que oscila entre dos semanas y cuatro a cinco meses (la duración mediana es de cuatro meses). Las depresiones tienden a durar más (su duración mediana es de seis meses), aunque rara vez se prolongan más de un año; excepto en personas de edad avanzada. Ambos tipos de episodios sobrevienen a menudo a raíz de acontecimientos estresantes u otros traumas psicológicos, aunque su presencia o ausencia no es esencial para el diagnóstico. El primer episodio puede presentarse a cualquier edad, desde la infancia hasta la senectud. La frecuencia de los episodios y la forma de las recaídas y remisiones pueden ser muy variables, aunque las remisiones tienden a ser más cortas y las depresiones más frecuentes y prolongadas al sobrepasar la edad media de la vida.

Depresión en la mujer

La depresión se da en la mujer con una frecuencia casi del doble de la del hombre. Los factores hormonales podrían ser la razón de una tasa más alta de este padecimiento en la mujer. Los cambios hormonales producidos por el ciclo menstrual, el embarazo, el aborto, el periodo de posparto, la premenopausia y la menopausia pueden producir episodios depresivos.

Muchas mujeres padecen más estrés por sus responsabilidades del cuidado de niños, el mantenimiento del hogar y un empleo. Algunas mujeres, por ser madres solteras o por asumir el cuidado de padres ancianos o familiares enfermos, tienen una mayor carga de responsabilidad.

Un estudio reciente demostró que las mujeres predispuestas a padecer del síndrome premenstrual (SPM) severo presentan una remisión de sus síntomas anímicos y físicos (por ejemplo de depresión) cuando se les suprimen sus hormonas sexuales con una medicación. Cuando se deja de dar dicha medicación, las hormonas se reactivan y al poco tiempo los síntomas vuelven. Por otro lado, las mujeres que no padecen SPM, el que se realice la supresión temporal de las hormonas a través de una medicación no les produce ningún efecto, por lo que se puede inferir que en este último caso la etiología pudiera resultar ser psicogénica.

Después del nacimiento de un bebé, es decir, después de dar a luz, muchas mujeres tienen un riesgo alto de deprimirse (DPP). Esto es debido, según parece, a varias causas entre las que se encuentran: los cambios hormonales y físicos que se generan por ese evento, así como el hecho de afrontar la responsabilidad de una nueva vida, situación para la que en ocasiones parecen sentir no estar preparadas y por ese motivo albergar sentimientos de inseguridad y miedo que pueden llevar a algunas mujeres a una depresión posparto. Aunque las madres nuevas con frecuencia pueden tener periodos pasajeros de tristeza, un episodio depresivo severo se puede presentar, lo que no sería normal y requiere tratamiento.

El tratamiento psicológico y el apoyo emocional de la familia para que la nueva madre recupere su bienestar mental y físico son necesarios a fin de devolverle la capacidad para cuidar y disfrutar a su niño.

Por otra parte, la mujer puede sufrir de depresión menopáusica, también conocida como melancolía involutiva. Sin embargo, debo aclarar que la aparición de la menopausia no implica que una mujer automáticamente se deprima; no obstante, la incidencia de depresión en la mujer es mayor durante los años previos a la menopausia debido a la disminución de los niveles de estrógenos.

El terapeuta deberá evaluar en la mujer mediante una historia clínica completa que indague a fondo la posible intervención de alteraciones hormonales y algunos otros factores que son importantes para establecer un verdadero diagnóstico diferencial.

Depresión en el hombre

La depresión en el hombre aparentemente es menos frecuente que en la mujer como ya mencionamos con anterioridad, lo que puede deberse a que el hombre tiende a evadir la consulta y le cuesta aún más admitir que tiene depresión y en muchas ocasiones piensa que debe poder resolverlo solo. Por lo tanto, el hombre es diagnosticado menos que la mujer, lo que nos debe hacer pensar que la estadística a este respecto es por demás inexacta. Es importante destacar que la tasa de suicidio en el hombre es cuatro veces más alta que en la mujer y a los 70 años de edad la incidencia aumenta todavía más.

La depresión afecta la salud física del hombre. En estudios recientes se muestra que la depresión se asocia con un riesgo elevado de padecer enfermedad coronaria e infartos. Esto aumenta la tasa de muerte en el hombre en forma importante debido a una enfermedad coronaria que se da junto con un trastorno depresivo.

El alcohol y las drogas suelen enmascarar la depresión en el hombre. Igualmente, la conducta de trabajar en exceso, en algunas ocasiones disfraza una depresión; no sólo eso, sino que además, mientras el problema avanza, las adicciones se agudizan empeorando la situación. En el hombre, con frecuencia la depresión se manifiesta con irritabilidad, ira y desaliento, en lugar de sentimientos de desesperanza o desamparo. Por ello puede ser difícil de reconocer la existencia del estado depresivo.

Los problemas familiares, económicos y las presiones del trabajo suelen fungir como factores que pueden agravar el problema emocional.

Por lo general el apoyo familiar también representa una ayuda importante en estos casos. Esto puede ser de gran ayuda para el hombre. Resulta fundamental que el hombre deprimido entienda que la depresión es una enfermedad real que requiere tratamiento.

Depresión en la niñez

Hasta hace sólo algunos años se empezó a reconocer la depresión en la niñez. Dado que los comportamientos normales varían de una etapa de la niñez a la otra, es a veces difícil establecer si un niño está simplemente pasando por una fase o etapa de su desarrollo o si en verdad está padeciendo depresión. A veces "el niño no parece ser él mismo", tiene un cambio de comportamiento marcado; esto debe preocupar a los padres o al maestro. Desafortunadamente en muchas ocasiones se tiende a minimizar el problema con expresiones tales como: "es un niño, ya se le pasará", "está chiflado"; y en otras ocasiones como padres nos cuesta mucho aceptar que existe un problema que debe ser tratado.

El niño deprimido puede dar la apariencia de estar enfermo, estar aislado, rehusarse a separarse de los padres o no querer ir a la escuela. El niño más grande puede tener problemas en el colegio, comportarse en ocasiones en forma traviesa o indisciplinada o sentirse incomprendido. En ese caso, el pediatra, después de hacer un examen completo del caso y descartar problemas físicos, debe solicitar que el niño sea evaluado, preferiblemente por un psicólogo o psiquiatra especializado en niños. El psicólogo o el psiquiatra deberán establecer el diagnóstico y de requerirlo, el tipo de tratamiento. Los padres deben de hacer preguntas: ¿Qué tipo de psicoterapia recibirá? ¿La familia deberá participar en la terapia? ¿Será el niño tratado con medicamentos? De ser así, ¿cuáles? Y ¿qué efectos secundarios tienen?

Existen en la actualidad diferentes opciones de tratamiento. Los padres deberán evaluar de acuerdo con su especialista, cuál sería la más adecuada opción.

Depresión en la vejez

Cuando un anciano se deprime, en ocasiones su depresión es considerada equivocadamente un estado normal de la vejez por parte de sus familiares y escuchamos expresiones erróneas tales como: "es que está viejo", "está chocheando" o "está senil" y por este motivo los familiares tienden a no prestar atención al problema, el que por lo general resulta serio. Por el contrario, debemos de estar conscientes que la mayoría de las personas de edad está satisfecha con su vida. La depresión en los ancianos no debe considerarse un comportamiento propio de la edad; en estos casos, si no se diagnostica ni se trata a tiempo, suele causar sufrimiento innecesario para el anciano y su familia. Con un tratamiento adecuado, ambos tendrían una vida más placentera.

La persona mayor puede no desear hablar de su falta de interés en las actividades normalmente placenteras. Por lo general, cuando la persona de edad llega a la consulta, puede sólo describir síntomas físicos. Esto ocurre debido a que para el anciano en ocasiones resulta difícil hablar de sus emociones o de los sentimientos de desesperanza y tristeza, de su temor a la muerte, de su dolor después del fallecimiento de un ser querido, aun y cuando el duelo se prolongue por mucho tiempo.

Las depresiones subyacentes en los ancianos son cada vez más identificadas y tratadas por los profesionales de salud mental.

Los síntomas depresivos en los ancianos se pueden pasar por alto fácilmente, ya sea por los efectos secundarios causados por medicamentos que el anciano está tomando o debido a una enfermedad física concomitante. Por ello el profesional debe poner especial atención para reconocerlos, realizar un diagnóstico oportuno. Si se hace el diagnóstico de depresión, el tratamiento con psicoterapia o medicamentos ayudan a que la persona deprimida recupere su capacidad para tener una vida feliz y satisfactoria. Investigaciones científicas recientes indican que la terapia a través de pláticas para mejorar sus relaciones cotidianas ayuda a combatir los pensamientos distorsionados negativamente de la depresión, la terapia es efectiva para reducir los síntomas de la depresión a corto plazo en personas mayores. Estudios de la eficacia de la terapia demuestran que la depresión puede tratarse de manera efectiva con psicoterapia en la vejez.

Es muy importante lograr un mayor reconocimiento y tratamiento oportuno de la depresión en la vejez. Esto permitirá que esta etapa de la vida sea más adecuada y así mejorar la calidad de vida del anciano y su familia.

La depresión y su repercusión en el ámbito laboral

La depresión afecta a millones de personas adultas en su etapa productiva cada año, incluyendo a personas de todos los niveles socioeconómicos, educativos y profesionales. En el trabajo, la depresión no tratada resulta muy cara y peligrosa. De hecho, las cifras más recientes indican que la depresión representa miles de millones de pesos en días de trabajo perdidos cada año en todo el mundo.

Además, hay que agregar que las pérdidas se incrementan en forma importante al considerar los costos que se producen por la disminución de la productividad, los accidentes de trabajo, las decisiones erróneas, etc., debido en su mayor parte a que los síntomas depresivos afectan las capacidades de la persona, disminuyen la duración de su atención, provocan fatiga, pérdida de energía, dificultades para concentrarse y problemas de memoria.

La fatiga, la falta de concentración propicia accidentes que pueden causar lesión física para la persona depresiva o sus compañeros de trabajo, así como daños a la propiedad industrial. Los especialistas en recursos humanos, los médicos industriales y psicólogos laborales deben estar atentos para diagnosticar y sugerir la atención oportuna del personal.

Estas cifras aumentan de manera significativa cuando consideramos además que la depresión conduce al abuso de drogas y adicciones, lo que sin duda aumenta en forma considerable el ausentismo y el riesgo de siniestralidad, convirtiéndose además de un problema laboral en un problema social y familiar.

El problema laboral incluye las deficientes relaciones dentro del trabajo. El aumento en los conflictos laborales e interpersonales que se ocasionan cuando la persona sufre de depresión no sólo afecta a la persona, además el ambiente laboral se verá afectado en forma importante; esto es debido a que la persona se aísla, no cumple con sus labores y obligaciones de manera adecuada.

Los responsables de recursos humanos y algunos directivos toman en ocasiones la determinación de despedir a la persona agravando su situación y seguramente propiciando la profundización del problema depresivo. Estamos seguros al afirmar que esa no es la solución del problema.

Si usted o algún familiar sufre de depresión o abusa de drogas o tiene alguna adicción que afecte a su trabajo, le aconsejo consulte con algún asesor de empleados o visite a su médico. La ley lo protege: toda la información que brinde tendrá carácter confidencial y con seguridad evitará sufrir un accidente e inclusive puede evitar perder el trabajo.

Comportamiento suicida

El comportamiento autodestructivo puede ser directo o indirecto. Los gestos suicidas, los intentos de suicidio y el suicidio consumado son ejemplos de comportamiento autodestructivo directo. El comportamiento autodestructivo indirecto implica la participación, generalmente de modo repetido, en actividades peligrosas sin que exista una intención consciente de morir. Ejemplos de comportamiento autodestructivo indirecto incluyen el abuso del tabaco, el abuso del alcohol y el de las drogas, el comer con exceso, el descuido de la propia salud, la auto mutilación, el conducir un vehículo de modo temerario y el comportamiento criminal. De las personas con comportamiento autodestructivo indirecto se dice que tienen un "deseo de muerte inconsciente", pero por lo común existen muchas razones para ese comportamiento.

En el comportamiento suicida deben incluirse: los planes de suicidio, los gestos suicidas, los intentos de suicidio y el suicidio consumado. Las acciones suicidas con intención de muerte pero que no logran su propósito se llaman intentos de suicidio. Algunas personas que intentan suicidarse son descubiertas a tiempo y salvadas.

Otras personas que intentan suicidarse tienen sentimientos contradictorios acerca de la muerte y el intento puede fallar porque en realidad es una petición de ayuda combinada con un fuerte deseo de vivir. Finalmente, un suicidio consumado tiene como resultado la muerte. Todos los pensamientos y los comportamientos suicidas, ya se trate de gestos o de tentativas, deben ser tomados en serio.

Definiciones

Conductas suicidas: son las encaminadas a conseguir ese fin, consciente o inconscientemente, o el aniquilamiento de una de sus partes.

Simulación suicida: es la acción de suicidio que no llega a su fin, por no existir auténtica intención de llegar a él.

Parasuicidio: el conjunto de conductas donde el sujeto de forma voluntaria e intencional se produce daño físico, cuya consecuencia es el dolor, desfiguración o daño de alguna función y/o parte de su cuerpo, sin la intención aparente de matarse.

Gestos suicidas: los planes de suicidio y las acciones que tienen pocas posibilidades de llevar a la muerte.

Intentos de suicidio o suicidio frustrado: acción de suicidio que no ha conseguido su fin, teniendo el paciente auténtica intención de llegar a él.

Suicidio consumado: es el intento que ha tenido éxito, bien como expresión de los auténticos deseos suicidas, o como una casualidad no deseada dentro del comportamiento suicida.

El suicidio en los niños y adolescentes

El suicidio es más frecuente de lo que se piensa en niños y adolescentes, a menudo se hace lo posible por ocultar una muerte por suicidio y atribuirla a un accidente u otra cosa, como en los casos en los que un adolescente se atraviesa a un vehículo automotor y es arrollado. Se acostumbra clasificar este tipo de situaciones como accidentes; por otro lado, en muchas ocasiones si no existe nota suicida, la muerte de un niño o adolescente por arma de fuego suele atribuirse a disparo en forma accidental. En algunas ciudades del mundo sólo la mitad de los suicidios con arma de fuego suele atribuirse a suicidio. Algunos accidentes automovilísticos en jóvenes suelen tener un componente suicida, en más del 30% de los automovilistas temerarios adolescentes existe un gran elemento autodestructor.

El suicidio entre los adolescentes ha tenido un aumento espectacular recientemente. Cada año más adolescentes se suicidan, lo cual resulta alarmante.

El suicidio es la sexta causa de muerte para los niños de entre 5 y 14 años y la tercera causa de muerte más frecuente para los jóvenes de entre 15 y 24 años de edad. Desafortunadamente esta incidencia ha aumentado en los últimos años y todo parece indicar que de no tomar acción pronta, el suicidio en los niños y adolescentes se convertirá en un problema cada vez más grave.

Los adolescentes experimentan fuertes sentimientos de estrés, confusión, dudas sobre sí mismos, presión para lograr éxito, incertidumbre financiera y otros miedos mientras van creciendo.

Para algunos niños y adolescentes el divorcio, la formación de una nueva familia con padrastros y hermanastros, las mudanzas a otras nuevas comunidades, las relaciones de pareja fallidas o las presiones académicas pueden perturbarlos e intensificarles las dudas acerca de sí mismos. En algunos casos para estos niños y jóvenes, el suicidio aparenta ser una "solución".

La depresión y las tendencias suicidas son desórdenes mentales que se pueden y se deben tratar. Hay que reconocer y diagnosticar la presencia de esas condiciones tanto en niños como en adolescentes y se debe desarrollar un plan de tratamiento. Cuando hay duda en los padres de que el niño o el joven pueda tener un problema serio, un examen psicológico oportuno puede ser de gran ayuda; estar al tanto de los cambios de conducta que los niños y los adolescentes presentan puede ser vital para prevenir un desenlace fatal.

Los padres deben de estar conscientes de las siguientes señales que pueden indicar que el niño o el adolescente están contemplando el suicidio:

- Cambios en los hábitos de dormir, comer en niños y adolescentes y cambios en los hábitos de beber y fumar en el adolescente.
- Retraimiento de sus amigos, de su familia o de sus actividades habituales, tanto en la escuela como en su hogar.
- Pérdida de interés en sus pasatiempos y otras distracciones.
- Actuaciones violentas, comportamiento rebelde o el escaparse de la casa.
- Uso de drogas o de bebidas alcohólicas en el adolescente.
- Abandono poco usual en su apariencia personal.
- Cambios pronunciados en su personalidad, aburrimiento persistente, dificultad para concentrarse o deterioro en la calidad de su trabajo escolar.
- Quejas frecuentes de síntomas físicos, tales como: los dolores de cabeza, de estómago y fatiga que están por lo general asociados con el estado emocional del joven y el niño.
- Poca tolerancia de los elogios o los premios.
- Temperamento deprimido – la mayor parte del día, todos los días.

- Cambios de temperamento –alegre un minuto, triste el siguiente.
- Falta de energía y de interés por la vida.
- Irritabilidad y agitación.
- Importante pérdida o ganancia de peso.
- Creencias de inutilidad y culpabilidad.
- Insensibilidad hacia el sexo en el caso de los adolescentes.
- Pensar en la muerte y la opción al suicidio.

El niño y el adolescente que están contemplando el suicidio también pueden:

- Quejarse de ser una persona mala o de sentirse "abominable".
- Lanzar indirectas como: "no les seguiré siendo un problema", "nada me importa", "para qué molestarse" o "no te veré otra vez".
- Poner en orden sus asuntos; por ejemplo, regalar sus posesiones favoritas, limpiar su cuarto, botar papeles o cosas importantes, etc.
- Ponerse muy contento después de un período de depresión.
- Tener síntomas de psicosis (alucinaciones o pensamientos extraños).

Los métodos del suicida

El método escogido para suicidarse es frecuentemente determinado por la disponibilidad, es decir, lo que tiene a su alcance: pistolas, medicamentos o venenos, etc.; y por los factores culturales de la persona. El método elegido también puede reflejar la seriedad del intento. Si en realidad está determinado a terminar con su vida, buscará métodos más efectivos y procurará apartarse para no ser detenido; aunque en forma inconsciente siempre subyace el deseo de ser detenido en el intento, considerando que algunos métodos, como saltar desde un edificio alto, hacen que sea virtualmente imposible sobrevivir, mientras que otros métodos dejan abierta la posibilidad del rescate. Sin embargo, el usar un método que en apariencia no es mortal, no indica necesariamente que el intento de la persona es menos serio, ya que en muchos de los casos lo vuelven a intentar y en algunos lo llegan a consumar después de varios intentos.

Uno de los métodos más usado en los intentos de suicidio es la sobredosis de fármacos, ya sea por su accesibilidad, considerando que existen muchos productos medicamentosos al alcance de la mano en los hogares, o por la influencia de la difusión que se le ha otorgado en libros y películas que da la impresión a las personas de que se trata de un método fácil de utilizar y que no es doloroso.

Las mujeres son más propensas a usar métodos no violentos, como el envenenamiento (o la intoxicación farmacológica) y la inmersión, aunque en los últimos años han aumentado los suicidios por arma de fuego entre las mujeres.

Entre los suicidios consumados, el arma de fuego es el método más usado predominantemente por niños y varones adultos en los países donde su tenencia es legal y la disponibilidad de las armas está al alcance de todos. Es frecuente en esos países que en casa se tengan armas y municiones que permiten que el niño y el adolescente se familiaricen con ellas, propiciando así su uso en la conducta autodestructiva.

Los métodos violentos, como las armas de fuego o los ahorcamientos, son poco utilizados por aquellas personas que sólo quieren llamar la atención porque por lo general conducen a la muerte. Es en estos casos que el individuo procura llevar a cabo el acto en presencia de otras personas con el fin de ser detenido y lograr su objetivo de capturar atención de los demás. En algunos casos ejecutan este acto en lugares públicos en donde inclusive los medios masivos de televisión harán acto de presencia.

En cerca del 20 por ciento de los suicidios se usan dos métodos o más o una combinación de fármacos, lo que aumenta el riesgo de muerte.

Teorías de la depresión

Dada su importancia, investigadores de todo el mundo se han dado a la tarea de determinar a través de diversas hipótesis la causa de los trastornos afectivos. Uno de los grandes problemas, como ya se explicó, es que dicha enfermedad es multifactorial. Lo que podemos afirmar sin duda es que todos los esfuerzos por determinar la causa se han traducido en una variedad de tratamientos que en la actualidad se emplea a fin de restablecer en forma adecuada y eficiente la salud emocional del paciente.

Psicodinámica

Ésta postula que los diversos conflictos intrapsíquicos son la causa de los trastornos afectivos. La teoría psicodinámica propone que la pérdida de autoestima procede generalmente de la pérdida real o imaginaria de posición, de una función, de una capacidad o de afecto. La persona puede haber sufrido una pérdida real del empleo, cónyuge o fracaso de alguna forma. El papel que juega el desengaño o la desilusión en la psicogénesis de la depresión vincula a la desilusión con la sensación de ser engañado. Es como si la persona herida dijera: "Cómo puedo confiar en alguien, como todo el mundo me falla y no recibo gran satisfacción de mi vida".

Por lo general al desengaño, al sentimiento de decepción, a la disminución de autoestima y a la retirada narcisista, los acompaña una gran cantidad de ira o de agresión: ira por la decepción, por el engaño por la pérdida de amor, etc. La ira y la hostilidad que se generan así no suelen ser aceptables para el súper yo de la persona y por lo tanto contienen una gran intra-agresión.

La persona siente una gran hostilidad pero no puede expresarlo en la dirección del objeto o de la situación que la ha provocado y por lo tanto propende a dirigirla contra sí mismo.

En algunas depresiones, además de los rasgos estándar de la depresión, hay que identificar los factores idiosincrásicos específicos que operan. Éstos comprenden las depresiones que siguen a enfermedades somáticas serias, a cuando se queda incapacitado para algo, a operaciones de cirugía mayor, a embarazos, y a la depresión asociada con las senilidades; por ello es importante determinar que para una persona una amputación puede significar un castigo, no sólo una pérdida, y que en el caso de las mujeres el embarazo puede tener una significancia psicológica profunda.

Aprendizaje-Conductual

Asume que pensamiento y sentimientos son conductas aprendidas y que un reforzamiento negativo provocaría los trastornos afectivos. Esto implica que la persona a través de su vida es expuesta a conductas de contenido y fondo negativo y que a través de reforzamiento le conforman una tendencia conductual depresiva y autodestructiva aprendida.

Psicobiológica

Considera que por lo menos los casos más graves de los trastornos afectivos son causados por factores biológicos y que tratamientos de tipo somático pueden ayudar a aliviarlos. Dentro de ésta existen a la vez varias hipótesis.

Hipótesis catecolaminérgica

Esta hipótesis se apoya en la observación de mejoría clínica de la depresión con antidepresivos inhibidores de la monoaminooxidasa y tricíclicos y la capacidad que tienen, junto con estimulantes, de inducir estados maníacos. Tanto estimulantes como antidepresivos de este tipo influyen en la función de los neurotransmisores conocidos como catecolaminas (epinefrina, norepinefrina, dopamina). A partir de estas observaciones se ha pensado que la depresión es causada por una disminución de las catecolaminas, en particular de la norepinefrina. Sin embargo, en la actualidad existen por lo menos dos fuertes evidencias en contra de esta hipótesis:

La administración de L-dopa, precursor de dopamina y norepinefrina no mejora los estados depresivos.

No se ha demostrado, midiendo los niveles de metabolitos (substancias inactivas en que se transforman los neurotransmisores) en líquido cefalorraquídeo, sangre u orina, que haya un bajo nivel de norepinefrina en pacientes deprimidos.

Hipótesis del balance adrenérgico-colinérgico

Esta hipótesis supone un balance entre los dos neurotransmisores, su desequilibrio provocaría depresión si predomina la acetilcolina y provocaría la manía si predominara a la norepinefrina.

Hipótesis de la serotonina

Ésta supone una disminución en la actividad de la serotonina cerebral; sin embargo, el uso de precursores de la serotonina no alivia los síntomas depresivos.

Hipótesis de la dicotomía norepinefrina/serotonina

Supone la existencia de dos tipos de depresión, una causada por la deficiencia de serotonina y la otra por deficiencia de la norepinefrina. Esta hipótesis no ha sido sustentada por estudios de laboratorio, además es sabido que la mayoría de los antidepresivos tiene efecto tanto sobre norepinefrina como sobre serotonina.

Hipótesis de los opioides

Ésta postula que la depresión es causada por la disminución cerebral de substancias semejantes al opio, producidas de manera natural por el propio sistema nervioso. El uso de agonistas o antagonistas no ha podido corroborar esta hipótesis.

Hipótesis psicobiológica de vía final común

Considera que la participación conjunta de las siguientes condiciones determina los estados afectivos:

- Vulnerabilidad biológica
- Historia personal del paciente
- Desencadenantes psicosociales
- Condición fisiológica general
- Rasgos y organización de la personalidad

Evaluación diagnóstica y tratamiento

El primer paso para recibir un tratamiento adecuado para la depresión consiste en descartar algunas enfermedades y ciertos medicamentos que pueden producir los mismos síntomas que la depresión. El psicólogo o el médico deben descartar esas posibilidades por medio de la entrevista de la persona, la elaboración de una historia clínica muy completa, exámenes psicoclínicos, análisis de laboratorio y examen físico.

Una buena evaluación diagnóstica debe incluir una historia clínica completa. La entrevista debe incluir preguntas sobre otros miembros de la familia. ¿Algún pariente ha tenido depresión?, ¿fue tratado?, ¿qué tratamientos recibió?, ¿qué tratamientos fueron efectivos?, ¿Cuándo comenzaron sus síntomas?, ¿cuánto han durado?, ¿qué tan serios son?, ¿usted los ha tenido antes? Asimismo el psicólogo o el médico deben averiguar si los síntomas fueron tratados y qué tratamiento se dio. El psicólogo también debe preguntar acerca del uso de alcohol y drogas, y si la persona tiene pensamientos de muerte o suicidio. Además, la evaluación diagnóstica debe incluir un examen del estado mental para determinar si los patrones de habla, pensamiento o memoria se han afectado, como pasa algunas veces en el caso de enfermedad depresiva o maníaco-depresiva. La selección del tratamiento dependerá del resultado de la evaluación.

Existen una gran variedad de tratamientos, psicológicos, médicos y alternativos entre los que se incluyen:

- Terapia psicológica
- Tratamiento medicamentoso psiquiátrico
- Tratamiento homeopático
- Tratamiento acupuntural
- Tratamiento con herbolaria y medicina natural

Terapias psicológicas

Psicoterapia Psicoanalítica

Puede ayudar a la persona a reasumir de modo gradual antiguas responsabilidades y a adaptarse a las presiones habituales de la vida.

En el psicoanálisis destacan la importancia del conflicto intrapsíquico de naturaleza inconsciente. El método terapéutico básico del psicoanálisis clásico se fundamenta en tres procesos principales:

- La asociación libre
- El análisis de los fenómenos de transferencia/contratransferencia
- El análisis de la resistencia. Junto a estos procesos se establecen reglas de trabajo para el paciente (la asociación libre) y para el terapeuta (abstinencia y atención flotante).

Para el psicoanálisis moderno la depresión constituye un síndrome variado y complejo con presentaciones semiológicas diferentes que pueden llegar a manifestarse como desórdenes bien delimitados que califican dentro de las nosologías en uso (DSM IV y CIE 10).

La psicopatogenia de la depresión desde la perspectiva psicoanalítica destaca en la génesis de la depresión la importancia de la agresión y culpa y la tensión patológica entre la realidad y el ideal del yo en pacientes deprimidos.

La base del método terapéutico psicoanalítico deriva del uso de la asociación libre. De esta manera, se ve facilitado el acceso al inconsciente, el cual será siempre indirecto. Su sentido arranca del supuesto de determinismo, por el que toda representación manifiesta remite a otras latentes; nada es casual. También se usan profusamente el análisis e interpretación de los sueños, así como de los actos fallidos, aunque han perdido su puesto de privilegio.

El gran descubrimiento de Freud es que las fuerzas inconscientes determinan nuestro comportamiento tanto o más que las conscientes, siendo éstas en último término derivadas de las anteriores. El inconsciente se revela en actos fallidos, en el olvido que tiempo después regresa a nuestra memoria (lo que muestra su carácter activo).

El psicoanálisis clásico es una terapia de tiempo ilimitado y de alta frecuencia (3 a 5 sesiones semanales), cuyo objetivo no está enfocado en remover síntomas singulares o conductas problemáticas, más bien su enfoque terapéutico es resolver conflictos, eliminar defensas patológicas y lograr la reestructuración de la personalidad.

Psicoterapia interpersonal

La psicoterapia interpersonal (PIP) se basa en las ideas de la escuela de la psiquiatría interpersonal e inicialmente fue formulada como una terapia de tiempo limitada de una frecuencia de una sesión semanal para pacientes depresivos. La actitud del terapeuta es activa y apoyadora. Es un tratamiento breve.

El foco esencial de la aproximación interpersonal se dirige a los roles sociales y a las acciones interpersonales en las experiencias de vida pasadas y actuales. La psicoterapia interpersonal es usualmente administrada en la fase aguda de la depresión; el foco terapéutico está puesto en la conexión entre el momento de aparición de los síntomas depresivos y los problemas interpersonales actuales. De este modo, se orienta más a las relaciones actuales que a los aspectos crónicos de la personalidad.

La terapia comienza con una fase diagnóstica, en la que el desorden del paciente es identificado y explicado. El terapeuta destaca las maneras cómo el funcionamiento actual del paciente, sus relaciones sociales y expectativas dentro de tales relaciones pueden haber jugado un papel causal en la depresión. Este es un momento educacional en el que el terapeuta vincula los síntomas depresivos con alguna de cuatro áreas interpersonales: duelos patológicos, conflictos de rol interpersonal, transición de roles o déficit interpersonales. En la segunda fase del tratamiento, el terapeuta lleva a cabo estrategias específicas para alguna de las áreas problemáticas. Por ejemplo, facilitando el proceso de duelo y ayudando al paciente a encontrar nuevas relaciones y actividades que compensen la pérdida. Los conflictos de rol pueden ser abordados ayudando al paciente a explorar los problemas de relación y a considerar las opciones disponibles para resolverlos. En la fase final del tratamiento, el paciente es ayudado a focalizar en los logros terapéuticos y a desarrollar maneras para identificar y enfrentar los síntomas depresivos en el caso de que éstos reaparezcan en el futuro.

Terapia cognitiva conductual

Puede ayudar a cambiar la desesperanza de la persona y sus pensamientos negativos.

La terapia cognitiva es un procedimiento activo, directivo, estructurado y de tiempo limitado que se utiliza para tratar distintas alteraciones psiquiátricas (por ejemplo, depresión, ansiedad, fobias, problemas relacionados con el dolor, etc.). Se basa en el supuesto teórico subyacente de que los efectos y la conducta de un individuo están determinados en gran medida por el modo que tiene dicho individuo de estructurar el mundo (Beck, 1967, 1976). Sus cogniciones se basan en actitudes o supuestos desarrollados a partir de experiencias anteriores.

La terapia cognitiva se sirve de una gran variedad de estrategias cognitivas y conductuales para lograr el objetivo de delimitar las falsas creencias y los supuestos desadaptativos, mediante técnicas de aprendizaje. El terapeuta cognitivo auxilia al paciente con sus problemas psicológicos ayudándolo a pensar y actuar de un modo adaptado y realista, reduciendo o eliminando así los síntomas.

En el caso del paciente depresivo que distorsiona sistemáticamente sus experiencia en dirección negativa y que tiene una concepción global negativa de sí mismo. La terapia cognitiva intenta que el paciente, mediante un objetivo claro, pueda modificar su autocontexto.

Se enseña a los pacientes a buscar experiencias de aprendizaje altamente específicas, dirigidas a las siguientes operaciones:

- Controlar los pensamientos automáticos negativos.
- Identificar las relaciones entre cognición, conducta y afecto.
- Examinar los pensamientos distorsionados y a buscar la evidencia a favor y en contra.

Por lo tanto se persigue que mediante terapia un paciente pueda llegar a darse cuenta de sus distorsiones cognitivas y corregir los "constructos" erróneos para producir una mejoría clínica.

Generalmente la terapia consta de 15 o 20 sesiones una vez a la semana.

Psicoterapia breve

Definida de modo sucinto es una interacción verbal o de alguna otra manera simbólica de un terapeuta con un paciente, guiada por una serie de conceptos integrados de forma ordenada y dirigidos hacia un cambio beneficioso en el paciente. Es una terapia orientada psicoanalíticamente que utiliza la comunicación, el insight y la elaboración, a fin de lograr la resolución de la enfermedad afectiva del paciente.

El primer paso en la psicoterapia breve es que el terapeuta se dirija a la disminuida autoestima del paciente.

Como segundo paso. Hay que dar al paciente confianza partiendo de sus capacidades y de las fuerzas de su yo, este es un procedimiento estrechamente aliado al incremento de la autoestima. Tal confianza o seguridad puede también relacionarse con la disminución de las embestidas de la intra-agresión, en particular donde el paciente se está empujando por el impulso hacia la extra-agresión.

En el tercer paso la clave de la maniobra en la psicoterapia de la depresión será la reversión de la intra-agresión En este punto la catarsis mediata es la técnica de elección.

Donde sea posible, la comprensión de los rasgos dinámicos debe asociarse con la situación precipitante y con la situación genética temprana de la vida del paciente. Hay que considerar que la intervención breve, en términos generales, no permite la emergencia de una neurosis de transferencia. Por lo tanto, es importante poder ilustrar los rasgos dinámicos en relación con una figura contemporánea de la vida del paciente.

Las manifestaciones de transferencia deben tratarse de inmediato y con claridad. Especialmente las manifestaciones negativas deben interpretarse.

En la terapia breve el guiar puede desempeñar un papel importante en el tratamiento y es particularmente urgente ante el peligro de suicidio.

En la terapia breve se utilizan también la terapia medicamentosa y electro convulsiva.

Terapia Gestalt

La Terapia Gestalt es una terapia que tiene como principal objetivo el ampliar la conciencia de uno mismo y de los mecanismos que se disparan automáticamente en nuestra vida, interponiéndose entre nosotros y la experiencia, es decir, "Darse cuenta". Es una terapia en la que lo principal es la relación de diálogo auténtico que se establece entre el cliente y el terapeuta. Tiene herramientas características: "La silla vacía", "El trabajo con los sueños", el "aquí y ahora"...

Es una escuela psicológica fundada hacia 1912 por M. Wertheimer. El gestaltismo subraya la importancia de la forma y la totalidad por encima de los elementos componentes, es un movimiento que cobró vigor en la década de 1940. Se caracteriza por considerar a cada persona situada en un momento existencial actual, con una relación personal con su terapeuta. Se centra en el aquí y ahora, para la Gestalt el presente, el pasado y el futuro están puestos en el aquí y ahora.

La terapia Gestalt es un modelo de psicoterapia que percibe los conflictos y la conducta social inadecuada como señales dolorosas creadas por polaridades, conflicto que puede ser de naturaleza interna al individuo (intrapsíquico) o que puede manifestarse en la relación interpersonal entre dos individuos (interpsíquico).

Este enfoque ubica y centra la atención en las conductas presentes del individuo y exige la participación activa del terapeuta, para promover en el paciente el proceso del darse cuenta de sí mismo, como un organismo total que es, aprendiendo a confiar en él y obtener el desarrollo óptimo de su potencial.

Para la Gestalt, la enfermedad mental es cuando la persona tiene asuntos inconclusos o abiertos, es decir, sin cerrar, de manera significativa. Para estos asuntos abiertos existen estrategias terapéuticas basadas en cómo se percibe un ser humano a sí mismo. La Gestalt se diferencia de otras terapias, en que estas otras están basadas en la cognición, enfocando la clínica en analizar o explicar la vida del paciente y que éste tome conciencia de sus problemas. Pero la terapia Gestáltica pone el acento en lo emocional; no intenta que desaparezca un trastorno directamente, porque la forma de salir de algo es llegar a estar en contacto con ese algo, para lograr el auto conocimiento. Ejemplo, un paciente depresivo al que se le quiere ayudar a cambiar o a salir de ese estado emocional, pero en ese momento la persona está depresiva. El cambio (desde la Gestalt) sería que se sintiera depresivo y que sintiéndose depresivo, saliera de la depresión: esto es lo que hace la terapia Gestalt. Aquí no hay nada malo ni bueno, el secreto es bajar a la profundidad de las emociones, para salir con fuerza y modificar entonces la personalidad, o modificar la emoción, o la tristeza, o el sentimiento.

La Gestalt es estructura, es figura y fondo, entendiendo aquí por figura la necesidad básica de cada persona. La Gestalt se detiene en cada uno, presta atención a las necesidades en todo momento; de esta manera se llega a una vivencia existencial al llenar esas necesidades, al detenerse en qué necesidades predominan en cada momento (figura y fondo). La Gestalt se pregunta ¿qué busca un cliente, qué necesita? Y persigue el crecimiento del potencial humano para visualizar la vida y la existencia.

La terapia Gestáltica se realiza frente a frente con la persona y se incursiona en las necesidades del paciente o cliente, ya que es el paciente, el que tiene sabiduría sobre lo que le pasa, no el psicólogo o el terapeuta. Las intervenciones terapéuticas son individuales, de pareja, con la familia y con grupos.

Hipnoterapia clínica

La hipnoterapia clínica actualmente constituye un método de tratamiento eficaz que en muchos casos ayuda a acelerar un proceso terapéutico; debe considerarse como una herramienta terapéutica que ha de ser empleada en forma combinada con otros métodos psicoterapéuticos. La hipnosis consiste en propiciar un estado especial de conciencia (estado de conciencia alterado) que se logra a través de una técnica de inducción que propicia la comunicación de sugestiones, ideas y comprensiones, con el fin de provocar el desencadenamiento de reacciones y respuestas –psicológicas y fisiológicas– que permiten el logro de objetivos terapéuticos.

La respuesta a las sugestiones hipnóticas varía de una persona a otra. La razón por la que una persona puede experimentar una mejor respuesta a las sugestiones suele depender en muchos casos de los miedos y preocupaciones que se presentan por algunos mitos conceptuales que la persona tiene con respecto a la hipnosis y por características propias de cada individuo. Las personas con un mayor nivel de imaginación y creatividad suelen responder mejor.

Durante el estado hipnótico la persona conserva un cierto grado de conciencia, lo que le permite darse cuenta dónde se encuentra, que está sucediendo y aun cuando la amnesia les sea sugerida en forma específica, generalmente le es posible recordar qué es lo que ocurrió durante la sesión.

Durante el proceso la persona mantiene cierto control, por lo que no se ve forzada a tener experiencias o a realizar actos con los que no esté de acuerdo; simplemente el proceso le permite experimentar indicaciones y sugestiones a través de acceder al inconsciente, con el fin de modificar experiencias y conductas. El terapeuta puede de esta manera replantear conflictos, hacer que la persona descubra alternativas de conducta y modifique prioridades, etc. El terapeuta reduce por medio de la hipnosis la inhibición propia del estado consciente, lo que facilita la asociación libre; por otro lado, elimina la ansiedad y el estrés que pudiera causar el manejo de temáticas conflictivas, facilitando también el manejo de contenidos inconscientes.

La hipnosis permite al terapeuta ayudar al paciente a modificar la imagen que la persona tiene de sí misma, a cambiar la actitud pesimista y a modificar sus conductas futuras. Cada persona puede obtener resultados distintos en este tipo de sesiones, ello depende en gran medida de la cooperación que se genera en una buena relación terapeuta-paciente.

Para lograr un estado de trance adecuado, la persona debe aceptar la guía del terapeuta sin reservas ya que si trata de analizar lo que sucede y somete a escrutinio lo que está pasando, no le será posible entrar en trance, debido a que este tipo de procesos mentales alerta la conciencia e impide la relajación. Resulta claro entonces que lograr un estado hipnótico adecuado depende de la predisposición y el grado de sugestibilidad del paciente y del manejo terapéutico por parte del terapeuta.

Algunas personas acuden a la terapia con la idea de que nadie puede ayudarlas y de hecho cuestionan al terapeuta al expresar con frecuencia que su problema no tiene solución; por otro lado, mitos como el de pensar que sólo una mente débil es hipnotizable, ponen al paciente a la defensiva impidiendo el buen desarrollo del proceso terapéutico. Otros mitos comunes son creer: que se puede hipnotizar en contra de la voluntad de la persona, que al estar hipnotizado se pierde la conciencia, que se le puede ordenar que realice actos en contra de su deseo y en otras ocasiones el temor a que se le pida revelar secretos.

Una buena historia clínica y la revisión de las demandas manifiestas y ocultas determinarán las sugestiones que el terapeuta deberá manejar durante el trance. En el transcurso de la entrevista muchos pacientes manifiestan ciertas inquietudes y en numerosas ocasiones solicitan que se les hipnotice sin más trámite y que se les cambie cierta conducta o que se les sugestione con respecto a algo en particular. Es el terapeuta el que define, después de revisar el caso, el tratamiento que debe ser aplicado.

Durante el trance el terapeuta debe lograr un clima relajante y protector, en el que el paciente pueda ser reorientado hacia conductas y acciones que lo beneficien. El establecer sugestiones posthipnóticas ayuda al paciente a cambiar su percepción y le induce a adoptar conductas más apropiadas.

Un procedimiento con frecuencia utilizado por el terapeuta es la reviviscencia que consiste en vivir una experiencia o instante de la vida pasada que puede o no ser traumático, trayéndolo al presente y generando modificaciones que le den otra perspectiva psicológica más apropiada para la realidad actual del paciente.

Actualmente se usan técnicas permisivas, placenteras, en un nivel leve o hipnoidal y no profundo. En muchos países se destacan las psicoterapias breves que alivian síntomas y mejoran la calidad de vida. El objetivo de estas técnicas no es ciertamente resolver incógnitas o conflictos surgidos en la niñez, sino por el contrario: se pretende que el paciente viva y realice modificaciones en el presente y con ello afianzar el futuro cercano.

Sólo un terapeuta experimentado puede manejar en forma adecuada una reacción catártica y obtener un buen resultado que esté de acuerdo con las objetivos terapéuticos.

La hipnosis puede ser usada no sólo en el tratamiento de la depresión; también se utiliza con éxito hoy en día en el tratamiento del dolor, ansiedad, estrés, trastornos por adicciones, insomnio, etc.

La hipnosis es un procedimiento que puede ser utilizado para facilitar la labor terapéutica, no es un tratamiento en sí mismo; por lo tanto, la hipnosis clínica sólo debe ser utilizada por quien tenga el debido entrenamiento en el uso clínico de la hipnosis y esté oficialmente acreditado como profesional de la salud psicólogo clínico o psiquiatra y que cuente con experiencia profesional.

Tratamiento medicamentoso

Tratamiento psiquiátrico con medicamentos

En psiquiatría, en la actualidad basada en las teorías del desorden bioquímico, utiliza varios tipos de fármacos antidepresivos para el tratamiento de la depresión. Los tricíclicos, los inhibidores de la recaptura selectiva de serotonina, los inhibidores de la monoaminooxidasa, los psicoestimulantes. Como tratamiento de la depresión los antidepresivos suelen tener hasta un 65 por ciento de posibilidades de tener éxito. Es importante que las personas que requieran este tipo de tratamiento para que puedan obtener un mejor resultado deberán tomar el tratamiento en forma regular y adecuada por lo menos durante varias semanas considerando que en ocasiones tardan en empezar a hacer efecto; esto debe explicarlo el médico a la persona con precisión a fin de que siga el tratamiento hasta lograr el efecto deseado.

Los medicamentos que afectan los neurotransmisores como la dopamina o la noradrenalina, aun los más nuevos, tienen menos posibilidades de provocar efectos secundarios que los tricíclicos. Sin embargo, es importante comentar que a veces comienza a notarse mejoría en la sintomatología hasta después de las primeras semanas, por lo que los medicamentos antidepresivos hay que tomarlos en dosis adecuadas por 3 ó 4 semanas o más para que produzcan un efecto adecuado.

Generalmente el psiquiatra prueba una variedad de antidepresivos para poder determinar el medicamento o combinación de medicamentos más apropiados para cada caso. También es frecuente que el médico ajuste la dosis, adecuándola hasta determinar la dosis de tratamiento más efectiva para cada persona.

Es importante mencionar que por desgracia algunos médicos no manejan en forma adecuada estos medicamentos, generalmente debido a un diagnóstico diferencial deficiente.

En otras ocasiones la persona puede sentirse mejor y pensar que ya no necesita continuar con el tratamiento o que el medicamento no le está ayudando realmente, en esos casos con frecuencia la persona se ve tentada a abandonar el tratamiento en forma prematura. Sin embargo, es importante que siga tomando el tratamiento hasta que éste tenga oportunidad de actuar en el organismo.

Prevenir una posible recaída de la persona es importante; para lograrlo es recomendable que el tratamiento continúe por un periodo mayor que la persona podrá definir con su médico y que puede ser de alrededor de 9 meses y al retirar el medicamento, será recomendable hacerlo en forma gradual para dar tiempo a que el organismo se adapte y para prevenir síntomas de abstinencia.

Algunos efectos secundarios pueden aparecer, incluso antes de que se produzca el efecto antidepresivo.

Existe un grupo de personas que no responde a los antidepresivos usados más comúnmente (tricíclicos, ISRS y otros antidepresivos nuevos); por ello se recomienda revisar su tratamiento junto con su médico a fin de que se proporcione el tratamiento más adecuado para cada caso.

Efectos Secundarios

Los medicamentos antidepresivos pueden causar efectos secundarios, generalmente leves y temporales en algunas personas; por lo que es muy importante que la persona mantenga comunicación con el psiquiatra a fin de recibir información de cómo manejar esos efectos adversos de manera adecuada.

Los efectos secundarios más comunes de los antidepresivos son: boca seca, estreñimiento, dificultad al orinar, problemas sexuales, visión borrosa, mareos, somnolencia o modorra diurna, dolor de cabeza, náusea, nerviosismo e insomnio (dificultad para dormirse o despertar a menudo durante la noche), agitación (sentirse inquieto, tembloroso o nervioso).

Tipos de antidepresivos

- Antidepresivos Tricíclicos
- Amitriptilina, imipramina, clorimipramina
- Inhibidores selectivos de la recaptación de aminas
- De Serotonina (ISRS)
- Citalopram fluoxetina fluvoxamina paroxetina sertralina
- De serotonina y noradrenalina (IRSN)
- Venlafaxina
- Inhibidores de la MAO
- IMAO
- Fenelzina Tranilcipromina
- IMAR
- Moclobemida

Medicamentos tricíclicos

El nombre deriva de la estructura química de la sustancia, que pose tres anillos; existen más de 25 antidepresivos tricíclicos en el mundo. Existen también sustancias como los monocíclicos, bicíclicos y tetracíclicos que poseen uno, dos y cuatro anillos; se supone que su función es inhibir la reabsorción en las células de los neurotransmisores. Estos compuestos se diferencian principalmente por los efectos colaterales que producen; por ejemplo unos son sedantes y se utilizan en personas con dificultad para dormir, otros son activadores y se emplean en personas que presentan decaimiento y falta de energía, aunque casi todos tienen la misma eficacia.

Algunos tricíclicos son útiles en los casos de dolor crónico, bulimia y el trastorno de pánico; al mismo tiempo es importante mencionar que en las personas con depresión bipolar estos medicamentos no se recomiendan ya que pueden provocar estados de manía e hipomanía.

Tryptanol (Clorhidrato de amitriptilina)

El clorhidrato de amitriptilina es un antidepresivo tricíclico con propiedades sedantes. Se desconoce su mecanismo de acción en el hombre. No actúa principalmente por estimulación del sistema nervioso central, es un antidepresivo con propiedades sedantes. Es un potente inhibidor de la recaptura de la serotonina y en menor proporción de la noradrenalina, en las terminaciones nerviosas. Esta última acción se atribuye a su metabolito activo, la nortriptilina. Por lo anterior aumenta la concentración sináptica de dichos neurotransmisores en el sistema nervioso central y al parecer explica su efecto benéfico en la depresión endógena, en particular en la depresión agitada. En un extenso uso clínico se ha encontrado que es bien tolerado.

Es un antidepresivo eficaz para el tratamiento de los desórdenes depresivos mayores. En las depresiones psíquicas, sobre todo la depresión agitada, depresión reactiva y crónica en pacientes con personalidad obsesiva, depresión neurótica, depresión ansiosa, depresión con trastornos somáticos y depresiones con insomnio.

La dosificación inicial debe ser baja, para irla aumentando poco a poco mientras se vigila cuidadosamente la respuesta clínica y la aparición de cualquier signo de intolerancia. La dosificación de mantenimiento usual es de 50 a 100 mg diarios.

Adultos: para la depresión leve a moderada (pacientes ambulatorios): inicial, 25 mg dos a cuatro veces al día y aumentarla en forma paulatina, según la tolerancia, hasta un máximo de 150 mg en 24 horas.

Para la depresión severa (pacientes hospitalizados): inicial 75 a 100 mg/día como una sola dosis o en dosis divididas; si es necesario, se puede aumentar hasta 300 mg en 24 horas. Pacientes geriátricos deben recibir la mitad de estas dosis.

Adolescentes: son 1 a 5 mg/kg/día dividido en 3 tomas.

Niños: no se han establecido las dosis para menores de 12 años.

Tofranil (Imipramina)

Antidepresivo tricíclico. Diversas formas de depresión, incluyendo las formas endógena, orgánica y psicógena, y depresiones asociadas con trastornos de la personalidad o alcoholismo crónico. Ataques de pánico, estados dolorosos crónicos, terrores nocturnos, enuresis nocturna (a partir de los cinco años tras excluir la posibilidad de causas orgánicas).

La imipramina posee un multivalente espectro de acción farmacológica que incluye propiedades alfaadrenolíticas, antihistamínicas, anticolinérgicas y bloqueadoras de receptores serotonina. No obstante, se cree que la actividad terapéutica de la imipramina se basa ante todo en su capacidad para inhibir la captación neuronal de la noradrenalina y la serotonina.

La imipramina pertenece a la categoría de los llamados bloqueadores "mixtos", es decir, inhibe la reincorporación de noradrenalina y la serotonina aproximadamente en la misma medida.

La posología y el modo de empleo se determinarán individualmente y se adaptarán al cuadro clínico del paciente. En principio se intentará obtener un efecto óptimo con dosis lo más bajas posibles y se aumentará cuidadosamente la dosificación, sobre todo en los enfermos de edad avanzada o jóvenes, quienes reaccionan en general más intensamente que los pacientes pertenecientes a los grupos de edad intermedia.

Tratamiento hospitalario: se iniciará con 25 mg tres veces al día. La dosis diaria se incrementará de modo gradual en 25 mg hasta haber alcanzado 200 mg y se mantendrá hasta que la depresión haya mejorado. En los casos graves puede elevarse a 100 mg tres veces al día. Una vez lograda indudablemente la mejoría, la dosis subsiguiente de mantenimiento se fijará de acuerdo con las necesidades individuales del paciente (por lo general 100 mg).

Ataques de pánico: al principio una gragea de 10 mg al día, posiblemente en combinación con una benzodiazepina. Según sea tolerada la medicación, la dosificación se aumentará hasta lograr la respuesta deseada, al tiempo que se suprimirá gradualmente la benzodiazepina. La dosis diaria requerida varía mucho de un individuo a otro y fluctúa entre 75 y 150 mg. Dado el caso, puede incrementarse a 200.

Se recomienda no interrumpir el tratamiento antes de que hayan transcurrido seis meses y reducir lentamente la dosis de mantenimiento durante dicho periodo.

Estados dolorosos crónicos: la dosis se adaptará al caso individual (25-300 mg al día). La dosis diaria de 25-75 mg suele ser suficiente.

Tratamiento de pacientes geriátricos: se comenzará con una gragea de 10 mg al día y se aumentará gradualmente hasta el nivel óptimo de 30-50 mg diarios, que deberá haberse alcanzado al cabo de unos diez días. La dosis diaria óptima se mantendrá hasta el final de la medicación.

Pediatría: se empezará con una gragea de 10 mg al día. En el curso de diez días se elevará la dosis diaria a dos grageas en los niños de 5 a 8 años, a 20-50 mg en los de 9-14 años y a 50-80 mg en los mayores de 14 años. Con el propósito de vigilar cualquier posibilidad de efectos cardiotóxicos, la dosis diaria en niños no debe exceder los 2.5 mg/kg/día.

Enuresis nocturna (solamente en niños mayores de 5 años): la dosis recomendada es de 1.7 mg/kg/día. La dosis diaria inicial para los niños de 5 a 8 años: 2 ó 3 grageas de 10 mg; para los niños de 9 a 12 años: 1 ó 2 grageas de 25 mg; para los mayores: 1 ó 3 grageas de 25 mg.

Se administrará la variante posológica más alta a quienes no hayan respondido plenamente al tratamiento al cabo de una semana.

Clarpromin (Clorhidrato de clorimipramina)

Indicaciones terapéuticas: es un agente tricíclico con características antidepresivas. Está indicado para el tratamiento de la depresión en sus formas endógenas, reactivas, neuróticas, orgánicas, enmascaradas e involutivas de depresión; depresión asociada con esquizofrenia y trastornos de la personalidad; síndromes depresivos debidos a la senectud o presenectud, estados dolorosos crónicos y afecciones somáticas crónicas; así como en depresiones asociadas con alcoholismo, esquizofrenia y parkinsonismo, distimias depresivas de naturaleza reactiva, neurótica o psicopática, al igual que síndromes obsesivo-compulsivos; fobias y ataques de pánico; cataplejía en caso de narcolepsia; estados dolorosos crónicos; enuresis nocturna (a partir de los 5 años de edad y tras excluir la posibilidad de causas orgánicas). La clorimipramina parece tener ligeros efectos sedativos, por lo cual puede ser de ayuda en el alivio de la ansiedad que con frecuencia acompaña a la depresión.

La dosis diaria de 75 mg administrados (25 mg) tres veces diarias. Antes de iniciar el tratamiento con la clorimipramina es recomendable evaluar la presión sanguínea, ya que los pacientes con hipotensión postural o circulación débil pueden experimentar una disminución de la presión sanguínea. Se tendrá precaución cuando se administre a pacientes con hipertiroidismo o que estén recibiendo tratamiento con medicamentos tiroideos, debido a la posibilidad de toxicidad cardiaca. Se recomienda la realización de evaluaciones periódicas de niveles enzimáticos hepáticos en pacientes con padecimientos hepáticos.

Inhibidores de la recaptura selectiva de Serotonina

Estos fármacos bloquean la reabsorción del neurotransmisor serotonina por parte de las células que lo producen y lo hacen sin ejercer prácticamente ninguna acción sobre estos neurotransmisores. Debido a que son más fáciles de manejar que los IMAO, la mayoría de los médicos inicia el tratamiento de las depresiones atípicas con este tipo de medicamento. Los ISRS sirven para tratar eficazmente la depresión y otras afecciones: el trastorno obsesivo compulsivo, los ataque de pánico, la bulimia, el trastorno por estrés postraumático, los arrebatos temperamentales y las perversiones sexuales.

Aropax (Paroxetina)

Indicaciones terapéuticas: tratamiento de la depresión de diversos tipos, incluyendo la depresión reactiva y grave; y la depresión asociada con ansiedad. También es utilizado en el tratamiento de los síntomas de trastornos obsesivo compulsivos, en el trastorno de pánico con o sin agorafobia, tratamiento de fobia social o trastorno de ansiedad social.

Antidepresivo, inhibidor selectivo de la recaptura de serotonina. La paroxetina ha demostrado su eficacia no sólo en depresión mayor sino también en la depresión con rasgos de ansiedad, depresión grave, depresión en el anciano, la prevención de recidivas y en la depresión resistente a otros antidepresivos.

La dosis recomendada es de 20 mg al día en una sola toma, ya que esta dosificación ha demostrado ser la dosis óptima para la mayoría de los pacientes. Habitualmente la dosis de mantenimiento es igual a la dosis de inicio (20 mg diarios) para la mayoría de los pacientes. En caso necesario, ésta puede aumentarse de manera gradual con incrementos de 10 mg hasta un máximo de 50 mg diarios, de acuerdo con la respuesta del paciente.

Prozac, Farmaxetina. Florexal. Silanes. Fluctine. Fluneurin. Fluoxac. Flutinax. Siqual. (Clorhidrato de fluoxetina)

Indicaciones terapéuticas: depresión, trastornos obsesivo-compulsivos, trastorno disfórico premenstrual y bulimia nerviosa.

Antidepresivo, inhibidor selectivo de la recaptura de serotonina.

Se han reportado en pacientes que estaban tomando fluoxetina, erupción cutánea, eventos anafilactoides y eventos sistémicos progresivos, en ocasiones graves involucrando la piel, riñón, hígado o pulmón. La fluoxetina se debe interrumpir cuando se presente una erupción cutánea u otro fenómeno en apariencia alérgico para el que no se haya identificado otra etiología posible.

La dosis oral inicial de fluoxetina que se recomienda es de 20 mg/día por la mañana. Si la respuesta clínica no es adecuada después de 3-6 semanas, la dosis puede ser incrementada en múltiplos de 20 mg, a intervalos de 3-6 semanas, dividiendo la dosis en dos tomas (por ejemplo, mañana y medio día) e inclusive 3 veces al día, sin exceder de 80 mg/día (dosis máxima).

Altruline (Sertralina)

Sertralina está indicada para el tratamiento de los síntomas de la depresión, incluida la depresión acompañada de síntomas de ansiedad, en pacientes con o sin antecedentes de manía. Después de obtener una respuesta satisfactoria, ha sido eficaz continuar el tratamiento con sertralina, tanto en la prevención de la recaída del episodio inicial como en la ocurrencia de nuevos episodios depresivos.

Sertralina está indicada para el tratamiento de los trastornos obsesivo-compulsivos (TOC). Una vez obtenida la respuesta inicial con sertralina, su empleo para el tratamiento de los trastornos obsesivo-compulsivos ha podido relacionarse con eficacia, seguridad y tolerabilidad hasta por 2 años. También está indicada para el tratamiento de TOC en pediatría, en el tratamiento de trastornos del pánico, con o sin agorafobia; en el tratamiento del trastorno del estrés postraumático (TEPT) y para el tratamiento de la fobia social o trastorno de ansiedad social.

Sertralina es un inhibidor potente y específico de la captura neuronal de serotonina. Tiene un efecto muy débil sobre la recaptura neuronal de norepinefrina y dopamina. Con las dosis utilizadas en la clínica, sertralina bloquea la captura de serotonina por las plaquetas en el humano. Carece de actividad estimulante, sedante, anticolinérgica o cardiotóxica en animales. En estudios controlados en voluntarios sanos, sertralina no produjo sedación ni interfirió con la capacidad psicomotora. A diferencia de lo que ocurre con los antidepresivos tricíclicos, no se ha observado aumento del peso corporal en los estudios clínicos controlados en pacientes que reciben sertralina para el tratamiento de la depresión o de Trastorno Obsesivo Compulsivo; algunos pacientes pueden experimentar reducción de peso corporal con sertralina.

Sertralina no ha demostrado potencial de abuso.

La sertralina debe administrarse en una sola toma diaria, ya sea en la mañana o en la noche.

Depresión y TOC: la dosis terapéutica habitual es de 50 mg/día.

Trastornos del pánico, trastornos del estrés postraumático y fobia social: el tratamiento para los trastornos de pánico y del estrés postraumático debe iniciarse con dosis de 25 mg/

día, aumentándose después de una semana a 50 mg/diarios. Se ha demostrado que siguiendo este esquema posológico disminuye la frecuencia de efectos colaterales que se presentan al inicio del tratamiento y que son característicos del trastorno de pánico.

El principio del efecto terapéutico puede verse dentro de los 7 días; sin embargo, generalmente son necesarias de 2 a 4 semanas para obtener el efecto máximo. En el caso de TOC se requieren periodos más prolongados.

Mantenimiento: durante el tratamiento de mantenimiento a largo plazo la sertralina deberá mantenerse a la dosis mínima efectiva con ajustes subsecuentes, dependiendo de la respuesta terapéutica.

Uso en niños: se han demostrado la seguridad y eficacia de sertralina en pacientes pediátricos con TOC en edades de 6-17 años.

Para el tratamiento de inicio de TOC en pacientes pediátricos de 13 a 17 años se debe comenzar con una dosis de 50 mg/día.

Para el tratamiento de inicio de TOC en pacientes pediátricos de 6 a 12 años se debe comenzar con una dosis de 25 mg/día, incrementándose a 50 mg/día después de una semana.

En caso de falta de respuesta, la dosis deberá aumentarse en un periodo de 4 semanas a razón de 50 mg/día, hasta una dosis máxima de 200 mg/día, según sea necesario.

En un estudio clínico en pacientes con edades de 6 a 17 años con depresión o con TOC, se encontró que sertralina tiene propiedades farmacocinéticas similares a las de los adultos. Sin embargo, debe tomarse en consideración el peso por lo general más bajo de los niños, comparativamente con el de los adultos, para evitar una dosis excesiva cuando se lleven a cabo incrementos en la dosis de 50 mg/día.

Uso en el anciano: pueden utilizarse los mismos límites de dosis que en pacientes más jóvenes. En estudios clínicos han participado más de 700 pacientes (> 65 años), en los cuales se ha demostrado su eficacia. El patrón y la frecuencia de reacciones secundarias en los pacientes ancianos fueron similares al encontrado en pacientes más jóvenes.

Inhibidores selectivos de la recaptación de aminas, serotonina y noradrenalina (IRSN)

Este grupo incluye medicamentos con acción que inhiben tanto la recaptación de serotonina como de noradrenalina (Venlafaxina, Milnacipram).

Efexor (Venlafaxina)

Indicaciones terapéuticas: está indicado para el tratamiento de todos los tipos de depresión, incluyendo depresión con ansiedad asociada. Está también indicado para el tratamiento de la ansiedad (trastorno de la ansiedad generalizada), incluyendo el tratamiento a largo plazo (hasta 6 meses). Asimismo está indicado para la prevención de la recaída de un episodio de depresión o para la prevención de la recurrencia de nuevos episodios depresivos.

Farmacodinamia: la venlafaxina y su metabolito activo, O-desmetilvenlafaxina, son inhibidores potentes de la serotonina neuronal y de la recaptura de la norepinefrina y un débil inhibidor de la recaptura de la dopamina. La actividad antidepresiva de la venlafaxina se piensa que está asociada con la potencialización de la actividad neurotransmisora en el sistema nervioso central (SNC).

En algunos pacientes tratados con venlafaxina se han reportado incrementos de la tensión arterial. Se recomiendan mediciones de la tensión arterial en personas que reciben venlafaxina.

Se debe tener cuidado en pacientes cuyas enfermedades subyacentes puedan verse comprometidas con los incrementos de la frecuencia cardiaca.

La venlafaxina debe ser administrada con precaución en pacientes con antecedentes de convulsiones. Se recomienda que los pacientes con presión intra-ocular elevada o pacientes con riesgo de glaucoma de ángulo cerrado sean monitoreados estrechamente.

La dosis máxima recomendada es de 375 mg/día, se administra dividida en 3 dosis. Para la mayoría de los pacientes, la dosis de inicio recomendada es de 75 mg administrados una vez al día. Los pacientes que no respondan a la dosis inicial de 75 mg/día, pueden beneficiarse con incrementos de dosis hasta un máximo de 375 mg/día. Mientras que la dosis recomendada para pacientes con depresión moderada es de hasta 225 mg/día con venlafaxina de liberación inmediata.

Medicamentos inhibidores de monoaminoxidasa (IMAO)

La forma de actuar de estos medicamentos es destruyendo una enzima denominada monoaminoxidasa; al destruir esta enzima, estos fármacos supuestamente alivian la depresión ya que la destrucción de esta enzima permite el aumento de los neurotransmisores denominados serotonina y norepinefrina.

Actualmente la mayoría de los médicos evita el uso de este medicamento debido a las restricciones en la dieta, los peligros que conlleva el ingerir este fármaco y sin lugar a dudas por la aparición de nuevos medicamentos antidepresivos.

Selegilina

La selegilina se ha propuesto en la depresión resistente a otros antidepresivos en ancianos, a dosis de 20 a 40 mg./día, dosis con las cuales es preciso conservar las precauciones dietarias (Sunderland et al., 1994).

La selegilina, un inhibidor irreversible de la monoaminoxidasa B, ha demostrado ser eficaz en el control de los síntomas de la enfermedad de Parkinson de reciente inicio; por ello actualmente esta es su indicación principal. A dosis de 5-10 mg./día no se acompaña de los riesgos hipertensivos de los otros IMAOs. Pero a dosis mayores de 20 mg./día, la selectividad por la MAO-B desaparece. El medicamento no debe ser combinado con otros IMAOs.

Medicamentos inhibidores de monoaminoxidasa reversibles (IMAR)

Estos medicamentos actúan de manera selectiva para la monoaminoxidasa A en forma reversible, (IMAR) con acción sobre la serotonina principalmente y sobre la noradrenalina y dopamina, lo que permite utilizarlos sin el riesgo de una reacción hipertensiva; incluso ante comidas abundantes en tiramina si el medicamento es administrado posterior a ellas.

La inhibición de la enzima MAO-A es de tipo competitivo y cambia más tarde a una acción mixta, eventualmente de tipo no competitivo.

Feraken (Moclobemida)

Indicaciones terapéuticas: antidepresivo (inhibidor de la monoaminooxidasa).

Si bien no se requieren restricciones dietéticas durante el tratamiento con moclobemida, debido a que puede existir hipersensibilidad a la tiramina en algunos pacientes, deberán ser avisados todos, para evitar el consumo de alimentos ricos en tiramina. Los pacientes con tendencias suicidas, tendrán que ser monitoreados de cerca, como se hace con todos los antidepresivos.

Se recomienda administrar este medicamento después de los alimentos. La dosis inicial es de 300 mg dos o tres veces al día, dependiendo de la severidad, puede incrementarse hasta 600 mg al día.

Terapia Electro-Convulsiva (TEC)

Para las personas cuya depresión es severa, se niega a comer, pone su vida en peligro y para las personas que no pueden tomar antidepresivos o en casos en que los medicamentos antidepresivos no proporcionan suficiente alivio, es útil la terapia electro convulsiva.

En los últimos años la TEC se ha perfeccionado mucho, este tipo de terapia es por lo general muy eficaz y puede aliviar la depresión rápidamente. La velocidad con que actúa la terapia electro convulsiva puede salvar vidas.

A diferencia del tratamiento con los antidepresivos, que pueden tardar varias semanas en producir el efecto terapéutico, la TEC puede producir resultados más rápidos.

Antes de administrar el tratamiento, que se lleva a cabo bajo anestesia de duración breve, se administra un relajante muscular. Se colocan electrodos en sitios precisos de la cabeza, para enviar impulsos eléctricos. La estimulación ocasiona una convulsión breve (aproximadamente de 30 segundos) dentro del cerebro. La persona que recibe TEC no percibe conscientemente el estímulo eléctrico. La terapia electro convulsionante puede causar una pérdida temporal de memoria (rara vez de forma permanente).

Se requieren varias sesiones para obtener los máximos beneficios terapéuticos de TEC, programados comúnmente con un promedio de tres sesiones por semana.

Tratamiento homeopático

La homeopatía es la medicina cuya práctica se basa en la ley de la semejanza (similia similibus curentur). Exige el conocimiento profundo de la enfermedad, la observación precisa del enfermo, con el fin de plantear un remedio a dosis infinitesimal, remedio cuyas indicaciones han sido determinadas y demostradas a través de la experiencia y la experimentación.

La medicina homeopática es medicina de síntesis dirigida a la vez al enfermo y a la enfermedad, que busca curar al individuo en su conjunto, medicina que es necesario comprender y conocer bien para poderla aplicar correctamente.

Dos principios esenciales de la homeopatía son curación con lo semejante y la dinamización.

El tratamiento en el caso de la depresión está enfocado en atender la sintomatología general (psicológica y órgano funcional) del enfermo y las características propias de la enfermedad.

Para determinar el medicamento adecuado, el tratamiento se ajustará de acuerdo con el curso de la sintomatología de la persona, realizando para ello una historia clínica homeopática completa, examen físico y estudios de laboratorio que el homeópata considere necesarios.

Algunos de los medicamentos utilizados comúnmente son:

Acontium Napellus	Ignatia	Pulsatilla
Anacardium Orientale	Lachesis	Sepia
Arsenicum Album	Natrum Carbonicum	Syphilinum
Aurum Metallicum	Natrum Muriaticum	
Carbo Animalis	Nitric Acidum	
Cyclamen	Psorinum	
Graphites		

Los medicamentos homeopáticos en sí no tienen efectos colaterales. A continuación presentamos una descripción parcial de los medicamentos homeopáticos antes mencionados; es prudente aclarar que para prescribir el tratamiento adecuado debe tomarse en cuenta toda la sintomatología órgano funcional de la persona y esto deberá efectuarlo el médico tratante.

Acontium Napellus

Acción congestiva, aguda y violenta; se traduce por una tensión psíquica, nerviosa y vascular. Se acompaña de agitación física y mental con ansiedad; la persona presenta miedos irracionales y temor a la muerte, así como agitación nerviosa.

Anacardium Orientale

Depresión nerviosa que se acompaña de obnubilación de la voluntad y trastornos dispépticos con sensación de peso y constricción.

Siente como si tuviera dos voluntades opuestas, impulsiones contradictorias y presenta una actitud desagradable para con la persona que ama.

Arsenicum Album

La persona presenta postración al menor ejercicio, ansiedad y agitación.

Temor a la muerte, agitación física y mental.

La persona en un momento se siente muy bien y llena de vida y en otro momento se encuentra muy deprimida. Alternancia de depresión, ansiedad.

Aurum Metalicum

Disgusto por la vida, con tendencia obsesionante al suicidio. Tendencia congestiva con hipertrofia e induración de los órganos congestionados; humor inquieto, altanero, siempre preocupado, nunca contento de sí mismo o de los demás. La persona cae en una melancolía profunda.

Carbo Animalis

La persona se encuentra con deseos de estar abandonado y solo, triste y concentrado; prefiere evitar la conversación, en ocasiones ansioso por la noche.

Cyclamen

Depresión, mal humor, irritabilidad, tristeza intensa con tendencia a llorar, con deseo de estar solo; se siente desgraciado, cree que no ha podido cumplir con su deber o siente haber ejecutado una mala acción, escrupulosidad exagerada.

Graphites

Persona apática, con tendencia particular a la obesidad, friolento y constipado; muestra una conducta de disgusto a toda actividad, indiferencia y apatía. Triste, inquieto, muy impresionable, llora por nada, en ocasiones al oír música sus ojos se llenan de lágrimas.

Ignatia

Sus manifestaciones nerviosas o funcionales están caracterizadas por su movilidad, inconstancia, carácter paradójico y contradictorio. Presenta depresión mental después de contrariedades y disgustos, o surmenage nervioso intenso, angustia que le impide hablar y expresarse claramente; emotividad exagerada, melancolía y tristeza, con tendencia a apenarse en silencio.

Humor irritable, pasa bruscamente de la tristeza más grande a la alegría más exuberante. Insomnio ocasionado por penas o contrariedades.

Lachesis

Postración mental y física con hipersensibilidad nerviosa excesiva con alternancia de excitación y depresión; presenta irritabilidad con locuacidad excepcional, más marcada por la tarde; habla todo el tiempo con animación y precipitación, saltando de una idea a otra.

Cree que ha cometido actos reprensibles, se acusa constantemente. En ocasiones puede presentar manía religiosa, escucha voces, se imagina que está bajo la influencia de una fuerza superior, delirio por la noche con balbuceos y accesos violentos.

Depresión con facies alcohólica y entupida, habla con dificultad y atropelladamente. Celoso sin razón, desconfiado y temeroso; cree que las conversaciones a su alrededor son dirigidas contra él y que su familia lo persigue. Melancólico y triste por la mañana, al despertar, siempre más mal después de haber dormido.

Sueño agitado, sueños de muertos.

Natrum Carbonicum

Depresión, tristeza, melancolía; constantemente obsesionado por pensamientos tristes, en especial durante la digestión, con aprensión y ansiedad que empeora por la música y durante una tempestad, incapaz de pensar o trabajar se siente mal; con una comprensión lenta y difícil, no puede retener lo que lee.

Debilidad extrema; agotamiento al menor esfuerzo físico o mental, pronto tiene que descansar.

Natrum Muriaticum

Deprimido y triste, prefiere estar solo, no soporta que se le consuele, puede ser que llore frecuentemente y por la menor cosa; débil y torpe, deja caer los objetos cuando se le mira o se le habla, se enoja fácilmente y manifiesta a menudo su disgusto.

Nitric Acidum

Irritabilidad extrema, no soporta el menor disgusto, de mal humor, fastidiado, contrariado, nunca está contento, siempre triste, se desespera de su estado.

Desesperado y ansioso por su enfermedad, no puede dormir; se vuelve rápidamente vengativo, rencoroso y odioso; los síntomas suelen mejorar cuando sale en carro de paseo.

Psorinum

La persona siempre tiene frío, por lo regular procura estar abrigado, aun en el verano; nunca se siente suficientemente caliente. Todo lo ve negro, se adelanta a pensar que todo resultará un fracaso. Molesto por su enfermedad, no prevé su terminación; a pesar de que los remedios que le han sido administrados y que en apariencia han sido bien seleccionados, éstos fracasan y la persona no reacciona a ningún tratamiento. Tiene temor a morir y a perder la salud, la persona con frecuencia presenta melancolía religiosa, angustia continua que mejora durante las comidas. Es una persona triste que piensa a menudo en la muerte, al mismo tiempo tiene temor y deseo de terminar. Ideas de suicidio y tiende a buscar la soledad, es una persona incapacitada para trabajar y con dificultad en su facultad de memorizar.

Pulsatilla

Para él todo es cambiante y variable, presenta un humor inestable, es una persona tímida y emotiva que suele llorar por nada, pero se consuela rápidamente; suele alternar sonrisas y llanto.

Fácilmente se desanima, resignado y triste, melancólico, con temor morboso al sexo opuesto; fatigado intelectualmente, es distraído e irresoluto, inquieto y temeroso de la muerte. Suele presentar insomnio antes de la media noche, no puede dormir por la tarde y se le dificulta levantarse por las mañanas.

Sepia

Tristeza y abatimiento, con llanto, todo lo que la persona experimenta lo ve negro en su espíritu, se siente mal humorado y fatigado de todo. Presenta indiferencia y apatía, no muestra interés ni de su familia ni de sus negocios, todo le es indiferente; se encuentra apático, taciturno, ensimismado; no desea ninguna distracción, nada le divierte. Siente deseo de estar solo, responde con monosílabos a los cuestionamientos, siente deseo de que lo dejen tranquilo. En ocasiones llora tranquilo en un rincón alejado, irritado contra todos y consigo mismo. Muy impresionable, tiene zozobras e inquietudes, angustia desde que inicia la tarde; insomnio por la noche, suele despertarse atemorizado y gritando. En el caso de la mujer, muy fatigada por la mañana, sobre todo durante su regla.

Syphilinum

Imposibilidad casi absoluta de concentrar sus pensamientos, con dificultad para las operaciones matemáticas; presenta inestabilidad de carácter, muy nervioso, se exaspera fácilmente. Es indiferente y apático (sensación de ponerse paralítico), miedo a la noche, con agotamiento físico y mental al despertar, deseos recurrentes de lavarse las manos.

Tratamiento con microdosis

La microdosis es una forma de tratamiento con medicamentos de origen vegetal, animal y de patente (alopático), que consiste en administrar pequeñas dosis; es decir, dosis de mil a quince mil veces menores a las generalmente utilizadas, disueltas en un vehículo hidroalcohólico y aplicadas en terminaciones sensoriales, principalmente la lengua. Algunos especialistas en microdosis han utilizado la aplicación en puntos acupunturales con buenos resultados.

Es posible que algunos piensen que la microdosis es sólo otra forma de homeopatía. Si bien la preparación y la dosis es similar, la diferencia principal estriba en que la homeopatía, como todos saben, se basa en la ley hipocrática de los similares, mientras que la microdosis utiliza al igual que la alopatía la también conocida ley de los contrarios.

Por lo tanto se puede dar tratamiento en los casos de depresión con preparados en microdosis de plantas y de medicamentos alopáticos.

La ventaja que propone esta forma de tratamiento consiste principalmente en que los riesgos para la persona son mucho menores; las posibilidades de efectos secundarios y colaterales casi se eliminan por completo y de acuerdo con la experiencia en este tipo de tratamientos, el efecto terapéutico es muy eficiente.

El tratamiento debe ser proporcionado por profesionales calificados en la preparación y el manejo de la microdosis.

Tratamiento acupuntural

La palabra acupuntura significa literalmente inserción de agujas y fue acuñada por un medico holandés llamado Willem Ten Rhyne, que introdujo el tratamiento en Europa en 1683, después de permanecer dos años en Japón.

La acupuntura se ha practicado en China durante más de 3500 años. El primer tratado médico sobre acupuntura del que se tiene referencia fue el Nei Ching Su Wen, conocido como el clásico de medicina interna del emperador amarillo, que data de alrededor del año 400 a. c.

En el siglo XIX la acupuntura fue utilizada por médicos británicos para mitigar el dolor y la fiebre. La famosa gaceta médica *The Lancet* publicó en 1823 un informe detallado del uso de la acupuntura en forma exitosa en el tratamiento de reumatismo. Desde entonces a la fecha, año con año son más los artículos médicos reportados y en la actualidad muchas de las universidades del mundo incluyen entrenamiento en medicina china para médicos y psicólogos.

Depresión desde la perspectiva de la medicina china

Para la medicina china el término depresión representa en forma general un conjunto de alteraciones que resulta del estancamiento del Qi (Energía), que resulta en la depresión emocional, lo que genera en la persona un desequilibrio de los órganos Zang Fu, que es precedido por estancamiento de sangre, acumulo de flema, retención del alimento e incremento de fuego, de acuerdo con la terminología clínica china. Esto quiere decir que para la medicina china la depresión emocional es producida por un desorden en el funcionamiento fisiológico de algunos órganos ya que para la medicina china las emociones tienen su origen en los órganos.

Etiología y patogénesis de la depresión

De acuerdo con la medicina china, en lo emocional, el corazón se manifiesta en alegría, el bazo en ansiedad, el pulmón en melancolía y el riñón en terror.

Luego entonces, la depresión es producida por alteraciones emocionales que provocan un desequilibrio del funcionamiento fisiológico de los órganos (Zang Fu), la pena, la angustia, la tristeza, la preocupación y la ansiedad que alteran la mente y afecta a los cinco órganos Zang y las seis vísceras Fu.

Manifestaciones clínicas del estancamiento de Qi (Energía) del hígado

Depresión, melancolía, mal humor, fluctuación del estado mental, sensación de distensión del hipocondrio y el pecho, dolor en el hipocondrio, suspiros e hipo.

Infelicidad, herido en sus sentimientos, sensación de una masa en la garganta y sensación de dificultad para tragar.

Náuseas, vómito, dolor epigástrico, inapetencia, regurgitación agria, eructo, sensación de pulsación en el epigastrio, sensación de agitación en el estómago, distensión abdominal, borborigmos y diarrea.

En la mujer, periodos irregulares, periodos dolorosos, distensión en los pechos antes de los periodos, tensión premenstrual e irritabilidad.

Para el diagnóstico, el acupunturista suele realizar una historia clínica completa y un examen clínico que incluye la revisión de la lengua que puede tener un color normal o presentar una saburra delgada y pegajosa; asimismo suele revisar el pulso de la persona que en el caso de la depresión, según los métodos diagnósticos chinos, suele presentarse en calambre, especialmente en el lado izquierdo.

Tranquilidad	**Qi está bien**	**Órganos sanos**
Perturbación	**Desorden del Qi**	**Órgano**
Preocupación	Acumulación del Qi	Bazo
Melancolía	Consumo del Qi	Pulmón
Ira	Ascenso del Qi	Hígado
Miedo	Descenso del Qi	Riñón
Alegría	Dispersión del Qi	Corazón

Tratamiento empleado

Los acupunturistas utilizan agujas, moxibustión, electroacupuntura, láser acupuntural, magnetoterapia y ventosas, así como otros equipos, desarrollados para dar tratamiento no sólo a la depresión, sino también a un sinnúmero de afecciones y enfermedades en general. El modo de tratamiento es la estimulación en puntos específicos del cuerpo de la persona que se sedan o tonifican; es decir, manejan la energía corporal para obtener cambios en el funcionamiento fisiológico orgánico, neurológico y emocional de la persona.

En forma general para la medicina china la depresión se debe a un trastorno hepático, por lo que el tratamiento tendrá que incluir los meridianos de hígado y vesícula biliar; así como puntos de pericardio, el bazo, el estómago, vaso concepción y gobernante.

En el caso de la depresión, por lo general el tratamiento consiste en dispersar el hígado y regular el Qi (Energía).

El punto de influencia del Qi y los puntos del canal de hígado deben seleccionarse como puntos principales. Movimiento de sedación, tonificación es aplicado para tranquilizar al hígado, reforzar al bazo y equilibrar al estómago. Rm 17 regula el Qi, V 18 tranquiliza al hígado y elimina la depresión, H 3 tranquiliza al hígado y elimina la depresión, Rm 12 equilibra el estómago, E 36 desciende el Qi de estómago, B 4 refuerza el bazo y equilibra el estómago.

Otros puntos que suelen utilizarse en el estancamiento de Qi y problemas emocionales que afectan al hígado son: Vb 34, H 13, I I 14, Sj 6 y Pc 6. Cuando el Qi deprimido se transforma en fuego, Rm 13, Sj 6, Vb 34, H 2 y Bv 43. La aplicación del tratamiento acupuntural debe ser realizada por un especialista certificado por una universidad oficial. Lo anterior es importante ya que el tratamiento y los puntos acupunturales específicos los determina el especialista, considerando la sintomatología en particular de cada paciente.

Tratamiento con medicina natural y herbolaria (naturopatía)

Medicina que se basa en el uso de sustancias exclusivamente naturales para el tratamiento de las enfermedades, cuyo origen data desde la edad antigua, en donde encontramos reportes del uso de plantas. En China (3000 a.n.e.), se le atribuye a Shen Nung el uso de alrededor de 1000 plantas que plasmó en su libro Pen Tsou (Gran herbolario). En Egipto existe el papiro de Smith (1600 a.n.e.), donde aparecen usos medicinales de determinadas plantas. En India el trabajo del profesor Sushutra (500 a.n.e.) que describió 800 plantas medicinales. En el año 78 a.n.e. se publicó en Roma el primer Tratado Médico (Materia Medica), donde Diosocorides describe aproximadamente 600 plantas medicinales.

Durante la edad media en los monasterios benedictinos se utilizaban plantas para curar. En el siglo XVII, Paracelso popularizó el uso de tinturas y extractos de plantas; Fray Bernardino describió alrededor de 110 plantas medicinales en su libro Historia General de las Cosas de la Nueva España; Martín de la Cruz registró en su Códice Badianus 200 plantas. Las misiones jesuitas que llegaron a Sudamérica en 1585 llevaron a cabo los inventarios de las plantas en los herbarios de plantas de las misiones.

Ya en los siglos XVII y XVIII, Sydehan y Linneo aportaron conocimientos importantes a la utilización de las plantas medicinales. En 1783-1841 Sertumer aisló la morfina a partir del opio; esto trajo como consecuencia el surgimiento de la fitoquímica y el posterior desarrollo de los métodos de síntesis. La revolución industrial y el desarrollo de la fitoquímica trajeron consigo el surgimiento de la quimioterapia como resultado de la búsqueda de efectividad y precisión.

La naturopatía sostiene que con el uso de estas sustancias naturales (alimentos, plantas, preparados, cremas, etc.) y también con el uso de la hidroterapia, emplastos de arcilla, una alimentación adecuada, con un correcto pensar y viviendo de acuerdo con unas emociones bien encauzadas, se consigue una rápida y efectiva recuperación de la salud.

El uso de las plantas con fines medicinales presenta una larga tradición histórica sustentada en el uso popular, empírico y costumbrista. Desde el punto de vista científico, la fitoquímica como ciencia justifica, al esclarecer los aspectos químicos básicos de los productos naturales de origen vegetal, el empleo de las mismas en el alivio de afecciones y patologías.

El compuesto químico responsable de una acción farmacológica determinada se denomina principio activo. De esta forma a través de la química y la farmacéutica podemos conocer la composición de las diversas especies de plantas, lo que nos permite dar el uso terapéutico adecuado.

Cómo funciona

La fitoterapia occidental clasifica las hierbas según sus efectos en el cuerpo, de modo similar al que indicó Aristóteles en el siglo IV a.c. Existen hierbas que son, por ejemplo:

Astringentes: contraen los tejidos que se han vuelto demasiado laxos.

Antiespasmódicas: previenen los espasmos recurrentes.

Emolientes: calman y enfrían los tejidos dañados o inflamados.

Tónicas: fortalecen el sistema (a menudo actúan sobre las glándulas endocrinas).

Depurativas: limpian la corriente sanguínea.

Relajantes: hepáticas, estimulantes, etc.

Principios activos de las plantas

El médico naturista en la actualidad conoce los principios activos de las substancias contenidas en las plantas y los utiliza en igual forma que en la alopatía con las medicinas desarrolladas en laboratorio. A continuación algunos ejemplos de principios activos:

Aceites esenciales	Carotenoides
Aceites volátiles	Mucílagos
Minerales	Saponinas
Vitaminas	Taninos
Ac. Orgánicos	Flavonoides
Alcaloides	Glucósidos
Almidón	Cumarinas
Azúcares	Resinas
Meliacinas	Glicósidos cardiotónicos
Simaroubalidanos	Pectinas
Quinonas	Esteroles
Proteínas	Lípidos

El conocer la presencia de substancias como las anteriores constituye un criterio importante a tener en cuenta para la posible utilización terapéutica de las especies vegetales que la poseen. Es necesario además, señalar que las plantas aparte de los principios activos, contienen otras substancias llamadas concomitantes que no presentan efecto farmacológico activo aparente y cuyo papel terapéutico se relaciona con la complementación o facilitación del efecto farmacológico principal.

Se conoce además la existencia de substancias indiferentes, llamadas así aquellas presentes en las plantas que en ningún modo pueden relacionarse con efectos terapéuticos establecidos, o sea, no desempeñan función alguna desde el punto de vista farmacológico.

EJEMPLOS DE PLANTAS USADAS EN EL TRATAMIENTO DE LA DEPRESIÓN

Adormidera:
Toxicidad alta.
Principios activos: alcaloides opiáceos, como la morfina, codeína, papaverina, azúcares y resina.

Propiedades: tranquilizante, analgésico potente, antiespasmódico.

Actúa sobre sistema nervioso neurovegetativo, reduce la ansiedad y la irritabilidad, y es un buen remedio para combatir el insomnio y otros trastornos del sueño.

Calma dolores, menstruales, musculares y migrañas.

Albahaca:

Toxicidad: ninguna.

Principios activos: aceite esencial, rico en estragol y linalol, cineol, saponósidos y flavonoides.

Propiedades: sedante, aperitiva, digestiva, diurética, vermífuga, antitusiva, antiespasmódica, analgésica, cicatrizante, vulneraria, galactógoga, carminativa.

Uso en trastornos del estado de ánimo: sedante útil en la irritación nerviosa, la ansiedad y la migraña; favorece la capacidad de concentración y contribuye a alejar del pensamiento las obsesiones y preocupaciones.

Angélica:

Toxicidad: ninguna.

Principios activos: aceite esencial, lactosas, cumarinas, ácido fenolcarboxílico y taninos.

Propiedades: sedante, aperitiva, digestiva, carminativa, diurética, antimicrobiana, antiespasmódica, vasodilatadora, antiinflamatoria, analgésica, antiséptica, expectorante, cicatrizante.

Acción: sedante notable que incide en el sistema nervioso y ayuda a calmar los ánimos, ansiedad, la irritabilidad e incluso los síntomas de un proceso depresivo leve o incipiente; al reducir las tensiones, proporciona un sueño reparador y sin interrupciones.

Avena:

Toxicidad: ninguna.

Principios activos: vitaminas, abundantes sales minerales en las semillas, en especial calcio y manganeso; almidón y celulosa. Saponinas triterpénicas como los avenacósidos, flavonoides, alcaloides y esteroles en las hojas.

Propiedades: sedante, antidepresiva, nutritiva, vitamínica, diurética, laxante, antiinflamatoria, emoliente.

Los granos y la paja de avena muestran un claro efecto sedante que se aconseja para combatir el estrés y la ansiedad nerviosa, así como apoyo en procesos depresivos leves. Se considera que infunde moral y optimismo, que ayuda a alejar las obsesiones y que favorece el sueño.

Azafrán:
Toxicidad moderada.

Principios activos: aceite esencial, con safranal y cíñelo; ácidos grasos insaturados como el oleanoico, glicósidos amargos como la crocina y el pirocrocósido. Flavonoides, vitamina B1 y B2.

Propiedades: estimulante nervioso, analgésico, antiespasmódico, aperitivo, digestivo, carminativo, hipolipemiante.

Acción: es un estimulante nervioso en casos de astenia, abatimiento, anorexia e inapetencia. Medicinal que devuelve el apetito a organismos desganados y la ilusión a los espíritus decaídos.

Centella asiática:
Toxicidad leve.

Principios activos: saponinas triterpénicas, como el centellósido y el asiaticósido; fitosteroles, alcaloides como la hidrocotilina, mucílagos, principios amargos y abundantes taninos.

Propiedades: sedante, antidepresiva, venotónica, astringente, antiséptica, cicatrizante, antirreumática.

Acción: sedante útil para combatir el estrés y el insomnio, ayuda también a frenar los procesos depresivos.

Cola:
Toxicidad: ninguna.

Principios activos: cafeína, teofilina, kolanina, taninos, antocianina, azúcares y sales potásicas.

Propiedades: estimulante, astringente, antidiarreico, diurética.

Acción: potente estimulante nervioso, impulsa la agilidad mental; se utiliza para combatir la jaqueca nerviosa, la somnolencia y las situaciones de astenia y adinamia, el bloqueo mental e incluso los síntomas depresivos; normaliza tras una crisis emocional.

Damiana:
Toxicidad leve.

Principios activos: aceite esencial con cineol, timol y candineno; arbutósido, heterósidos, cianogénicos, fitosteroles como la damianina; alcaloides, taninos y resina.

Propiedades: estimulante, antidepresiva, expectorante, diurética, laxante, afrodisíaca.

Acción: es un excelente estimulante del sistema nervioso central, recomendado para combatir la depresión suave.

Eleutrococo:
Toxicidad leve.

Principio activo: eleuterósidos, saponinas, lignanos, cumarinas, polisacáridos.

Propiedades: antidepresivo, estimulante, inmunoestimulante, vasodilatador, antiinflamatorio.

Acción: estimulante del sistema nervioso central, es muy adecuada contra el estrés, la fatiga, la astenia y los procesos depresivos. Ayuda a aumentar el rendimiento intelectual, la capacidad de concentración, agudiza el ingenio y potencia la creatividad y la imaginación.

Guaraná:
Toxicidad moderada.

Principio activo: cafeína, teofilina, colina, saponósidos, xantinas, taninos.

Propiedades: estimulante nervioso, excitante, antidepresivo, antiagregante plaquetario, diurética, hipertensora, febrífuga, tónico digestivo, astringente, antidiarreico.

Acción: antidepresivo estimulante nervioso, astenia y agotamiento.

Valeriana:
Toxicidad leve.
Principio activo: aceite esencial con valerianato, acetato de bornilo, canfeno, pineno, limoneno, valeranona, valepotriatos, ácidos valeriánico y fórmico, alcaloides (valeriana, valerianina, catinina).
Propiedades: sedante, relajante muscular, hipnótica, antiespasmódica, hipotensora, analgésica.
Acción: alternativa natural del valium; combate el insomnio, el estrés y la ansiedad.

Pasiflora:
Toxicidad leve.
Principios activos: flavonoides como quercetol y kenferol, fitoesteroles, maltol, glicósidos cianogénicos, alcaloides indólicos.
Acción: trata la tensión nerviosa y combate el insomnio.

Lavanda:
Toxicidad leve.
Principios activos: aceite esencial con linalol, cineol, borneol, alcanfor, ácido rosmarínico, cumarinas, flavonoides, fitosteroles, taninos.
Propiedades: sedante, antidepresiva, digestiva, carminativa, antiséptica, antibacteriana, diurética, hipotensora, colerética, estimulante sanguíneo, antiespasmódica, cicatrizante.
Acción: sedante antidepresivo y contra el insomnio.

Fu ling:
Toxicidad leve.
Principios activos: polisacáridos, betapachimanasa, ácido pachímico, colina.
Propiedades: tónico, sedante, cardiotónico, hipoglucemiante, diurético, expectorante.

Acción: estimula el Qi tónico nervioso en ansiedad, insomnio y jaquecas nerviosas.
Gingseng:
Toxicidad moderada.

Principios activos: saponósidos, triterpénicos, como los gingsengósidos, panaxanos, aceite esencial con citral y limoneno, fitosteroles, sales minerales, resinas, almidón.

Propiedades: adaptógeno, inmunoestimulante, estimulante del sistema nervioso, tónico cardiaco, hipertensor, hipoglucemiante.

Acción: tónico del Qi estimulante nervioso, ayuda en el estrés y la depresión, tensión y angustia.

Otras plantas también usadas en el manejo de los trastornos afectivos: alcanforero, amapola, amapola de California, betónica, codonopsis, corídalo, espino albar, hibisco, hipérico, kava kava, long yan rou, lúpulo, manzanilla, marrubio negro, matricaria, mejorana, melisa, milamores, muérdago, nébeda, reís, romero, salvia, tercianaria, tilo, vainilla, verbena, withania.

OTRAS ALTERNATIVAS COMPLEMENTARIAS DE LA MEDICINA NATURAL

En la medicina natural se utilizan también dietas y regímenes alimenticios (terapia nutricional); por ejemplo en la depresión, la naturopatía recomienda entre otras cosas dosis grandes de vitamina B 6 como parte del tratamiento.

Los naturistas sostienen que una variedad de nutrientes ingeridos en los alimentos diarios nos ayuda a disminuir el estrés y mejora en mucho nuestro estado anímico. El ácido fólico, el triptofán, el calcio, magnesio y el complejo B, entre otros, ayudan a conservar un estado anímico sano. Estos nutrientes se pueden encontrar en los siguientes alimentos: hígado, plátano, leche, aguacate, granos enteros, legumbres, uvas, peras, la yema del huevo, la carne roja, las aves de corral, la nuez y el pescado.

Vitamina B1 (Tiamina)

Metaboliza los carbohidratos para generar energía, fortalece los músculos y el sistema nervioso, alivia el dolor y al parecer mejora la capacidad de aprender. Su deficiencia puede ser la causa de impotencia, náuseas, estreñimiento, fatiga, depresión, falta de concentración, irritabilidad, apnea, pulso cardiaco lento y en casos extremos beriberi y muerte.

Vitamina B12

Permite la asimilación de los ácidos nucleicos, proteínas, grasas, carbohidratos y ácido fólico y previene la degeneración celular. Su deficiencia puede causar deficiencia de ácido fólico, inapetencia, fatiga, irritabilidad, anemia y en casos extremos degeneración del sistema nervioso, lo que ocasiona trastornos locomotores y del habla.

La persona deberá revisar su esquema de tratamiento con un naturista especializado.

Hidroterapia

En Alemania en el siglo antepasado nació la hidroterapia con la práctica de terapeutas como Vincent Preissnitz en 1779-1851 que defendía las propiedades curativas del agua. Posteriormente Sebastián Kneipp (1821-1897), monje precursor de la hidroterapia moderna del que se dice se curó a sí mismo de un grave problema de tuberculosis pulmonar solamente utilizando la hidroterapia. Para tratar a personas con depresión la hidroterapia recomienda baños sauna y fricciones vigorosas; del mismo modo son utilizados baños tibios o a temperaturas indiferentes que aplicados por un largo espacio de tiempo actúan de forma tranquilizadora en estados de irritabilidad nerviosa, disminuyendo el tono muscular y favoreciendo el sueño en casos de insomnio (no así si son demasiado calientes).

Aromoterapia

La aromoterapia es de origen incierto, aunque antiguo. Algunos manuscritos chinos mencionan el uso terapéutico de aceites vegetales y hay testimonios de que los persas usaban aguas destiladas de rosas y de azahar como remedios. El término aromoterapia fue acuñado por Rene Gattefosse, químico francés quien fue pionero en el empleo de los aceites esenciales. Se dice que él mismo se quemó accidentalmente la mano y la metió en aceite de lavanda y quedó sorprendido de la rapidez con que dejó de dolerle y de lo pronto que se curó la piel, sin dejar cicatrices.

Para tratar los casos de depresión se le dan a la persona masajes con aceites, en particular los de albahaca, esclarea, rosa, manzanilla romana y tomillo. Es recomendado impregnar una torunda de algodón con alguno de estos aceites e inhalarlo a intervalos regulares.

Flores de Bach

Los remedios de Bach son una colección de 38 preparados medicinales de origen vegetal. El médico bacteriólogo inglés Edward Bach en 1915 comenzó como alópata y homeópata, convencido de que para cada padecimiento existía un remedio natural. Preparaba sus remedios poniendo flores a flotar en agua de manantial expuesta al sol. Sus remedios están destinados a tratar los trastornos emocionales, así como los síntomas colaterales de la enfermedad. Los remedios de Bach pueden beneficiar a cualquier persona, los casos leves o agudos son los que mejor responden al tratamiento. Sin embargo, en los casos crónicos sostenemos que el tratamiento tiene que ser prolongado y se sugiere a la persona enferma tener constancia y persistir en el tratamiento.

En el tratamiento de la depresión el tratamiento será elegido de acuerdo con la personalidad y sintomatología de la persona. Se recomienda en las crisis un remedio cuyo nombre se conoce como rescate y consiste en una combinación de cuatro flores.

Al igual que en otras formas de tratamiento, debemos insistir que el tratamiento sea aplicado por un especialista calificado, egresado de universidades acreditadas.

Consejos

Consejos para poner en armonía mente y cuerpo

El afecto

Si la depresión es calificada como un trastorno del afecto, será entonces importante recomendar a quien la padece que no lo piense dos veces y que de inmediato procure rodearse de personas cuyo trato y calor humano le brinden una fuente de afecto.

Sin duda alguna el afecto juega un papel importante para la salud emocional; en los casos de depresión seguramente esto es vital, por lo que se recomienda crear una red de afecto. Como ya dijimos, la persona no debe aislarse por ningún motivo, a fin de prevenir y evitar las aflicciones emocionales; por el contrario, debe mantenerse en contacto con los seres queridos y establecer lazos afectivos fuertes con familiares, amigos y pareja. Es más fácil y frecuente que la persona socialmente aislada adquiera hábitos de salud autodestructivos como tomar, fumar o comer en exceso y al mismo tiempo esto lleve a la persona a que sucumba ante la depresión. No hay que olvidar que todas las enfermedades son padecimientos sociales. En pocas palabras, procure a familiares y hágase de amigos; permítase disfrutar del afecto y calor humano.

Por otro lado es importante que familiares y amigos mantengan una relación en la que le profesen sin duda el afecto a la persona que esté pasando por un trastorno afectivo.

Elimine pensamientos negativos

Para salir de la depresión es recomendable identificar y determinar esos pensamientos negativos que suelen acechar y que en ocasiones están debajo de nuestra conciencia; hacerlos conscientes, saber lo que se siente y se piensa en realidad es muy importante.

Para lograrlo es recomendable, cuando se presenta ese cambio de humor, esa sensación de pesadez, desazón o tristeza que trate de preguntarse en forma inmediata: "¿qué fue lo que pasó por mi mente?". En ocasiones ayuda escribirlo. Lo importante aquí es darse cuenta de qué pensamiento, sensación o situación le está pasando por la mente, a fin de hacerla consciente y saber qué tan frecuente es. Ante este tipo de pensamientos inútiles y parásitos tales como: "no sirvo para nada", "soy un inútil", "nadie me quiere", la persona deberá tratar de ponerse en sintonía con su propio diálogo interno revisándolos y pensando "por qué he llegado a esa conclusión", "qué otras explicaciones hay"; a fin de que inmediatamente después se libere de los pensamientos negativos y se quede sólo con los hechos de lo que está sucediendo en su vida. En sí rompa con esos pensamientos negativos, revíselos, hágase buenas preguntas. Sea su propio fiscal, pregúntese: "¿Estoy olvidando mis puntos fuertes?", "¿Qué pruebas tengo de que nadie me quiere?", "¿Exactamente dónde está la deformación de mi pensamiento?", "¿Estoy generalizando o exagerando?". Esto lo pondrá en la dirección correcta.

Del pensamiento a la acción

No piense, actúe, sin importar cómo se sienta; es importante que empiece a darse cuenta que dándole vueltas y vueltas a pensamientos e ideas parásitas y obsesivas es seguro que no resolverá su problema. Muchas personas se envuelven en sus pensamientos y esto no los conduce a ninguna parte; lo importante aquí es que si se siente mal, por alguna razón o sin ella, es seguro que si hace algo al respecto, se sentirá mejor y dará inicio a un proceso que le permitirá recuperar su autoestima.

Primero establezca acciones concretas que correspondan a sensaciones de logro, placer y satisfacción. Esto seguramente le permitirá ver cualquier situación desde otra perspectiva. Es muy recomendable que lleve a cabo una agenda en la que establezca primero objetivos y actividades concretas y las distribuya a intervalos de preferencia cortos, de 1 a 3 horas, y al mismo tiempo será de gran utilidad que registre cada logro o satisfacción obtenida diariamente y lo revise cada semana. Esta agenda pondrá de manifiesto que su vida no es tan aislada ni tan vacía como cree. Esto le ayudará a recobrar el control de su vida evitando la rutina y la inactividad.

La afirmación positiva

El estado depresivo provoca en la persona la aparición de pensamientos negativos como ya hemos visto; estos pensamientos tienden a ser repetitivos y terminan por aparecer en forma incontrolada. Sin embargo, no se preocupe; usted puede lograr un cambio realizando afirmaciones positivas en forma repetitiva, lo que algunos han dado en llamar programación mental. Para lograrlo, usted debe formar afirmaciones breves, inequívocas y específicas, que además deberán estar en tiempo presente, estableciéndolas como realidades mentales que quedarán en su mente desde el momento en que usted se haga a sí mismo dicha declaración. Al formular la frase debe evitar usar la palabra no y trate de suspender sus dudas y de inhibir cualquier palabra o comentario negativo. Un ejemplo de cómo elaborar una frase afirmativa sería entonces: "Soy competente y saludable, todos me estiman y valoran, soy generoso, soy feliz en mi trabajo", etc.

Por otro lado, someta a juicio cualquier pensamiento negativo; ningún pensamiento de este tipo soporta un análisis cuidadoso y concienzudo. Por ejemplo, usted puede tener un pensamiento como: "me va a ir mal en el trabajo". Para someterlo a juicio, tome usted una hoja de papel, escriba en la parte superior el pensamiento, divida en dos la hoja y en un lado anote los aspectos que respaldan dicho pensamiento y en el otro lado escriba todo aquello que contradice dicho pensamiento. Pronto se dará cuenta de que el pensamiento negativo no es válido, por lo que desaparecerá dejándolo tranquilo.

Es útil reír

Cuidado, no se tome muy en serio. Si se toma a sí mismo y a sus deficiencias muy en serio, corre el riesgo de enfermar. Una actitud más ligera, reírse de sus errores y sonreír más frecuentemente, puede ayudarlo a tener una visión más positiva de las cosas y a modificar la forma en que las situaciones son vistas por usted. Si es capaz de reírse de sí mismo, es posible que haga frente con mayor facilidad a cualquier situación y que se reponga más sencillamente de las decepciones.

Cuando desarrollamos la capacidad de reírnos de nosotros mismos y de las situaciones, empieza a desarrollarse una actitud diferente; nos damos cuenta que debemos esforzarnos para lograr nuestros objetivos. Es más probable que logremos lo que queremos y nos volvemos más propositivos y efectivos.

Recuerde: si la vida no le da más que tragedias, escriba novelas.

Llorar libera sus emociones

Ante ciertas circunstancias es posible decir que una persona puede sentirse mejor después de llorar. El llanto, motivado por una pérdida o ante una situación emocional dolorosa, es inclusive sano. Pese a que las investigaciones todavía no son concluyentes, se puede afirmar que la composición química de las lágrimas contiene catecolaminas y probablemente endorfina, adrenalina y algunas hormonas; por ello es posible afirmar que la razón por la que nos sentimos mejor después de llorar es debido a la descarga de dichas substancias que cumplen una función en las emociones.

Muchos especialistas, aun sin pruebas bioquímicas, afirman que el llorar es benéfico y tiene un efecto liberador de la tensión. La tensión causa desequilibrio y el llanto lo restablece.

El ejercicio mejora la salud

Una buena condición física propicia un buen funcionamiento orgánico y fisiológico; al hacer ejercicio, la persona adquiere una constitución que promueve una actitud mental más positiva.

Es posible afirmar, sin lugar a dudas, que el ejercicio físico es un importante recurso para mantener la salud física y emocional, capaz de eliminar la tensión y el estrés; además de inducir en el individuo una nueva perspectiva de las cosas. Esto se debe a que cuando la persona se siente fuerte y sana, también se siente capaz de enfrentar y resolver en mejor forma cualquier situación, mientras que por el contrario la debilidad física induce a una actitud adinámica y apática que puede inducir a la profundización de cualquier problema emocional.

Familiares y amigos pueden ayudar

Converse con la persona deprimida y escúchela con atención, ayude y aconseje a la persona a consultar en busca de un diagnóstico y tratamiento adecuados. No deje solo al paciente y acompañe a la persona deprimida a la consulta, de ser necesario.

En ocasiones, cuando ya se tiene un tratamiento, debemos insistir en que no lo abandone. Si no se observa mejoría con el primer tratamiento, tal vez debamos ayudarle a obtener un tratamiento diferente o complementario; asimismo, asegurarnos que la persona deprimida esté llevando su tratamiento en forma adecuada.

Debemos brindar apoyo emocional, comprensión, paciencia y afecto. No minimizar los sentimientos que el paciente expresa. Informar al terapeuta si la persona deprimida hace comentarios sobre la muerte o el suicidio.

Podemos procurar a la persona actividades de esparcimiento, el ejercicio es sin duda también de ayuda para propiciar un buen estado emocional en el paciente. Podemos inducir al paciente a participar en actividades que anteriormente le brindaban gusto y placer.

Debemos actuar con tacto, sin exigir demasiado, ya que puede ser contraproducente y generar sentimientos de fracaso.

Recuerde a la persona que con el tiempo y tratamiento todo va a mejorar.

Esta es la manera de ayudar ante la amenaza de suicidio:

- Permanezca calmado y escuche con atención.
- Tome en serio las amenazas de suicidio.
- Deje que el suicida potencial hable acerca de sus sentimientos.
- Acéptelo; no lo juzgue.
- Pregúntele si ha tenido pensamientos de suicidio.
- Pregúntele con cuánta intensidad y frecuencia ha pensado en ello.
- Pregúntele si tiene algún plan para llevar a cabo el suicidio.

- Averigüe si esa persona cuenta con los medios para llevar a cabo su plan.
- No le jure guardar el secreto; más bien comuníqueselo a alguien.
- Asegure a esa persona que está bien y que es necesario que reciba ayuda.

Obtenga ayuda, usted no puede hacerlo solo. Acompañe a esa persona a buscar ayuda en:

- La sala de urgencias de un hospital
- Algún servicio de salud mental
- Psicólogo o médicos de familia
- Llame por teléfono a alguna línea de servicios de emergencia.

Conclusión

Conservar la salud y tener una vida de calidad es algo que se puede lograr. Actualmente, como ya expusimos, están disponibles diversas formas y técnicas de tratamiento. Mi recomendación es utilizar dichas formas y técnicas de manera combinada y al mismo tiempo, en la medida de lo posible, utilizar los métodos menos tóxicos e invasivos. Consultar con profesionistas certificados y calificados, y lo más importante: acudir lo antes posible a consulta. Siempre será mejor prevenir y, sin lugar a dudas, una atención a tiempo permite un mejor pronóstico.

Es importante recalcar que un tratamiento integral podrá brindar resultados más efectivos. Me permito insistir que mente y cuerpo deben ser atendidos en forma simultánea ya que son parte de una sola unidad: el cuerpo humano.

Por último, si se realizan evaluaciones psicológicas periódicas, principalmente en los niños, la tarea de prevención y atención temprana nos permite asegurarles una posibilidad mayor de una vida sana.

Recomendamos a las parejas que se unen y desean tener familia, hacer una lista de las enfermedades que se han presentado en los familiares cercanos de ambos. Esto les permitirá valorar si sus hijos pudiesen tener predisposición a padecer alguna enfermedad psicológica u orgánica, lo anterior con el fin de que puedan programar las revisiones médicas o psicológicas preventivas pertinentes.

Bibliografía

Mario Alberto Cañamar Volante: *Tesis Estudio sobre el empleo de la acupuntura en el manejo y tratamiento del paciente depresivo*. Universidad Autónoma de Chapingo, 2002.

David Flores Toledo: *Iniciación a la Homeopatía*. Ed. Porrúa, S.A., 1995.

Mauricio Andolfi: *Un Approccio Relazionale*. Ed. Astrolabio, Ubaldini Editore. Roma, 1977.

Terapia Familiar. Editorial Paidós Mexicana, S.A. de C.V., 1994.

Petter Chappell: *Emotional Healing with Homeopathy: A Practical Guide* (Los traumas emocionales y su tratamiento con homeopatía). Ed. Element Books Limited, Ed. Sirios, S.A. Buenos Aires, 1994.

Luis Zepeda Castañeda: *Farmacopea Homeopática*. Editores Asociados Mexicanos, S.A. de C.V., 1990.

Terapias naturales contra padecimientos cotidianos. Reader's Digest, 2001.

Dr. Philip M. Servais: *Larousse de la Homeopatía*. Ediciones Larousse, S.A. de C.V., 2001.

Dr. Migdalia Rodríguez Rivas: *Introducción a la Fitoterapia*. Ed. Herbal, México, D.F., 2001.

Dr. Héctor Salama Penhos: *Psicoterapia Gestalt*. Ed. Alfaomega, Grupo Editor, S.A. de C.V., 2001.

Diccionario Integral de Plantas Medicinales. Libros, S.A. Pérez Galdós, 36 – 08012 Barcelona, 2002.

Thompson PLM: *Diccionario de Especialidades Farmacéuticas*. Edición 49. México, 2003.

Andres Goth: *Medical Pharmacology* (Farmacología Médica). Traducida por Nueva Editorial Interamericana, S.A. de C.V., 1975.

Harry Bakwin y Rurh Morris Bakwin: *Behavior Disorders in Children*. W. B. Saunders Co. Philadelphia, 1972, traducing 1974 por Nueva Editorial Interamericana, S.A. de C.V., México, D.F.

Eric Barone y Jacques Mandarla: *ABC de la Hipnosis*. Tikal Ediciones, 1994.

Emrika Padus, Wiliam Gottilieb y Mark Bricklin: *The Complete Guide To Your Emotions And Your Health*. Ed. Diana, S.A. de C.V., México, D.F., Copyrigth 1997.

Bellak y Small: *Emergency Psychotherapy and Brief Psychotherapy*. Ed. Pax México, Librería Carlos Cesarman, S.A., 1982.

Dr. Eugenio Martínez Bravo, Dra. Maricela Villalta: *Guía terapéutica con microdosis*. Ed. Herbal, México, julio de 1998.

M. Sara Rosenthal: *50 Ways To Fight Depression Without Drugs*. Contemporary Books, A division of MacGraw-Hill Co., 2002. Edición en español, 2003. Panorama Editorial S.A. de C.V.

Reader's Digest Family Guide To Alternative Medicine (Guía de las Terapias Naturales). Reader's Digest México, S.A. de C.V., 1991.

Paul Wilson: *Instant Calm* (Métodos Infalibles de Relajación). Ed. Plaza and Janes Editores, S.A., 1996.

Dr. León Vannier: *Materia Médica Homeopática*. Ed. Porrúa, décimosexta edición, 2001.

Dr. León Vannier: *La Práctica de la Homeopatía*. Ed. Porrúa, octava edición, 2001.

Roger A. MacKinnon, Robert Michels: *The Psychiatric Interviewing Clinical Practice* (Psiquiatría clínica aplicada). Nueva Editorial Interamericana, S.A. de C.V. Edición en español, 1973.

Dr. Rodolfo Cisneros Contreras: *Teoría y práctica de la acupuntura*. Editor Colegio de Acupuntura A.C., 1996.

Dr. Frederic Viñas: *Hidroterapia, la curación por el agua*. Ed. Árbol Editorial, A.C., 1993.

Diccionario de medicina Océano Mosby. Ed. Océano, 4a. Edición.

Werner Stumpf: *El Gran Libro de la Homeopatía*. Ed. Everest, S.A. de C.V.

El manual diagnóstico y estadístico de los trastornos mentales. Cuarta edición (DSM-IV), de 1994. Criterios diagnósticos de trastornos mentales según el DSM-IV APA (American Psychological Association) Clasificación de trastornos mentales CIE 10 Criterios de la OMS.

Brian P. Quinn: *The Depression Sourcebook* (Todo sobre la depresión). Ed. McGraw Hill Interamericana Editores, S.A. de C.V., 2003.

Índice

Dedicatoria 5

Prefacio 7

Prólogo 9

Introducción 13

    La depresión y el suicidio como problema 15

    Depresión y tristeza 17

    La depresión y las enfermedades clínicas 18

    La Pluricausalidad 20

Tipos de depresión 23

    Trastorno distímico 23

    Ciclotimia 25

    Trastorno depresivo 26

    Depresión leve 28

    Depresión moderada 29

Depresión grave 29

Depresión psicótica 33

Trastorno bipolar 34

Depresión en la mujer 35

Depresión en el hombre 37

Depresión en la niñez 38

Depresión en la vejez 39

La depresión y su repercusión en el ámbito laboral 40

Comportamiento suicida 42

Definiciones 43

El suicidio en los niños y adolescentes 43

Los métodos del suicida 46

Teorías de la depresión 49

Psicodinámica 49

Aprendizaje-Conductual 50

Psicobiológica 50

Evaluación diagnóstica y tratamiento 52

Terapias psicológicas 55

Psicoterapia Psicoanalítica 55

Psicoterapia interpersonal 56

Terapia cognitiva conductual 57

Psicoterapia breve	59
Terapia Gestalt	60
Hipnoterapia clínica	62
Tratamiento medicamentoso	**65**
Tratamiento psiquiátrico con medicamentos	65
Efectos Secundarios	66
Tipos de antidepresivos	67
Terapia Electro-Convulsiva (TEC)	79
Tratamiento homeopático	80
Tratamiento con microdosis	85
Tratamiento acupuntural	86
Tratamiento con medicina natural y herbolaria (naturopatía)	89
Otras alternativas complementarias de la medicina natural	97
Consejos	**101**
Consejos para poner en armonía mente y cuerpo	101
Familiares y amigos pueden ayudar	105
Conclusión	**109**
Bibliografía	**111**

Editorial LibrosEnRed

LibrosEnRed es la Editorial Digital más completa en idioma español. Desde junio de 2000 trabajamos en la edición y venta de libros digitales e impresos bajo demanda.

Nuestra misión es facilitar a todos los autores la edición de sus obras y ofrecer a los lectores acceso rápido y económico a libros de todo tipo.

Editamos novelas, cuentos, poesías, tesis, investigaciones, manuales, monografías y toda variedad de contenidos. Brindamos la posibilidad de comercializar las obras desde Internet para millones de potenciales lectores. De este modo, intentamos fortalecer la difusión de los autores que escriben en español.

Ingrese a www.librosenred.com y conozca nuestro catálogo, compuesto por cientos de títulos clásicos y de autores contemporáneos.

www.ingramcontent.com/pod-product-compliance
Lightning Source LLC
Chambersburg PA
CBHW031254230426
43670CB00005B/190